科学健康·脑卒中

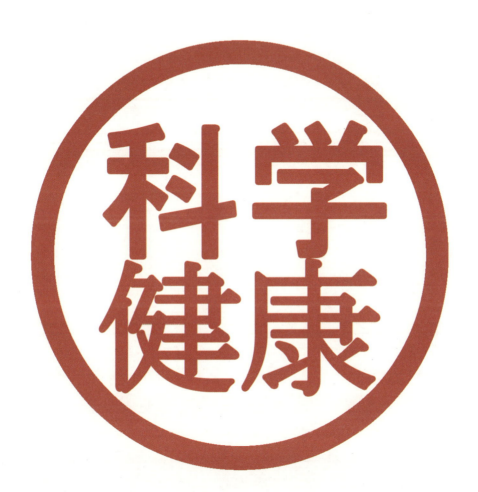

中国科学技术协会 ｜ 中国老科学技术工作者协会 ｜
国家卫生健康委员会　组织编写

科学普及出版社
·北　京·

名誉主编： 周光召　邓　楠

主　　审： 曾益新　齐　让

主　　编： 王捍峰　吴甘美

编　　委（按姓氏笔画排序）：

　　　　　王捍峰　王拥军　邓　楠

　　　　　申倚敏　刘丽萍　齐　让

　　　　　江　涛　李子孝　吴甘美

　　　　　周光召　曾益新

# 科学健康

周光召

轻轻松松一佰岁

高高兴兴一辈子

陈竺敬题 二零零七年九月于北京

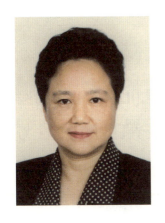

# 序言

　　健康是人生的第一需要，也是人类生存繁衍的前提。有健康才会有蓬勃的生命，才会有努力、奋斗和成功。世界卫生组织认为，健康既包括躯体健康，也包括心理健康，还包括良好的社会适应能力。这种观点确有道理。有病的人固然不能说是健康，但一个虽然没有病，却整天郁郁寡欢、与周围的人格格不入、总是给别人和自己带来不愉快的人同样也不是一个健康的人！由此可见，健康既是一种生理现象，同时也是一种心理现象和社会现象。只有身体功能良好、精神健康并且拥有积极向上的生活态度以及和谐人际关系的人，才能真正称得上是健康的人。

　　健康来自科学的生活方式。调查表明，在影响人类健康的诸多因素中，60%以上来自我们每个人的生活方式和保健意识，只有40%来自社会、家庭遗传、医疗以及所处的环境。现代人所患疾病45%以上与不良的生活方式有关，而导致死亡的因素有60%与不良的生活方式有关。实现健康的最好方法，就是进一步提高科学素质，了解和掌握正确的医药卫生知识，自觉养成良好的生活习惯，培养良好的个性与人格，实践科学文明、健康向上的生活方式，通过科学饮食获取均衡的营养，通过适当运动和规律的生活获取充足的睡眠和健康的体质，通过及时有效的心理调适活动获取健康的心理，力戒吸烟、过量饮酒、食物过精、久坐不动等不良嗜好。健康不仅仅是个人的事情，更是家庭的事情、社会的事情；维护个人健康，促进社会健康，是我们每个社会成员必须承担的社会责任！

我们生活在一个城市化、工业化、全球化快速发展的时代。随着物质生活水平的迅速提高，人们在充分享受现代文明成果的同时，也不可避免地面临着各种各样的疾病威胁。对付疾病的亘古良方，一是不要害怕，二是要相信科学。科学是人类健康的保护神，正是飞速发展的医药科技赋予了人类以神奇的力量，使我们能够在严重威胁人们身心健康的各种疾病面前，成功化解危机，摆脱疾患的困扰。健康向上的心理状态是我们对付病魔的第一道防线，现代医学科技是战胜疾病的有力保障。坚韧不拔的毅力，乐观豁达的心态，积极和谐的人际关系，有助于养成自尊自信、热爱生活、关爱生命的生活态度，由心理健康促进身体健康。这既体现了我们对生命的敬佩，更是对人类生存本质意义的追求！

健康水平是衡量人们生活质量和社会发展程度的重要标志，对健康的重视程度体现了社会文明进步的程度。《科学健康》是一套讲授健康理念、健康方法、健康生活的科普著作，通俗易懂，方便实用。希望每个人都能认真地读一读这套书，从中汲取医学知识，提高医学素养，实践健康方法，重视和追求健康，为全面建设小康社会贡献一份力量。

是为序。

中国科学技术协会原常务副主席　邓楠

2007 年 8 月

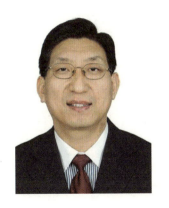

# 序言

  健康是人全面发展、生活幸福的基石,是人类对美好生活的永恒追求,是经济社会发展的基础条件,是社会文明、国家富强、民族振兴的重要标志。人拥有健康,才能进行学习、劳动、创造与发明,才能学习掌握科学技术,形成智慧,成就事业,幸福生活。健康是世界上最宝贵的财富,没有健康,一切无从谈起。掌握健康科学,成就科学健康!

  "没有全民健康,就没有全面小康",习近平总书记在党中央、国务院召开的新世纪第一次全国卫生与健康大会上深刻论述了健康的重要性,确定将人民健康放在优先发展的战略地位,从党和国家事业全局的战略高度对新时期卫生和健康工作提出了一系列新思想、新要求,这是我国卫生与健康发展理念的一次重大飞跃,是"健康中国"建设的根本指南。紧随其后,作为国家战略,党中央、国务院颁布实施《"健康中国2030"规划纲要》,勾画了打造"健康中国"的美好蓝图，彰显了我国将对健康问题的重视提升到前所未有的高度。越来越多的证据表明，健康正在受到全国人民前所未有的关注，卫生与健康事业迎来了新的春天，人人享有健康正逐步成为现实。

党和政府历来高度重视科技工作者的健康，不断提升相关医疗卫生服务能力与水平，保障科技工作者在建成小康社会中重要作用的充分发挥。中国科学技术协会、中国老科学技术工作者协会联合国家卫生和计划生育委员会一直为增进科技工作者的健康而积极努力，希望在促进科技工作者健康上贡献一些力量，以表达对科技工作者的敬意。科技创新离不开科技工作者强健的体魄、健康的心理和充沛的精力，科技创新和科学普及是实现创新发展的两翼，同等重要。出版《科学健康》科普丛书，就是在科技工作者中普及健康科学，传播科学的健康知识，倡导健康的生活方式。《科学健康》已出版9卷，自问世以来，由于其内容的科学性、准确性和权威性，受到科技工作者和广大公众的喜爱和好评，在提高科技工作者健康素养上发挥了作用。希望通过阅读《科学健康》，促进读者养成健康的生活方式，不断提高健康素养，激发读者对健康或者与医学相关融合领域的研究，做健康科学的实践者、探索者，有力推进"健康中国"建设的伟大事业。

无论对于一个人，还是一个国家、一个民族，健康都是一项长期的系统工程，贵在践行。祝愿每一位读者不断了解、掌握、运用健康科学，提升生活质量和生命质量，用自己的健康实践为"健康中国"留下精彩的注脚，为全面建成小康社会、实现中华民族伟大复兴的中国梦作出更大的贡献。

中国科学院院士  
国家卫生健康委员会副主任　曾益新

2017 年 9 月

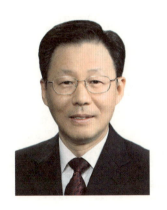

# 序言

党的十八大以来,以习近平同志为核心的党中央坚持人民至上,把实施"健康中国"战略摆在重要位置。提升老科技工作者的健康素养,让更多老科技工作者享受有品质的健康生活,是建设"健康中国"的重要内容,更是老科协的重要任务。中国老科协始终把服务全民健康素养提升作为一项重要任务,长期以来通过开展健康讲座、举办科学健康论坛、发布和出版健康科普作品等方式开展优质健康科普活动,受到广泛欢迎。

今年7月,我和齐让、王延祜、庞晓东同志参加中国老科协"科学健康圆桌会"专题座谈会。吴甘美、王捍峰同志谈到了这项工作的发展历程:2006年在时任全国人大常委会副委员长、中国科协主席周光召的积极倡议和推动下,创办"科学健康"圆桌会议,邀请临床医学和生命科学领域知名专家与两院院士面对面交流研讨,弘扬科学家精神,关注老科学家身体健康,普及科学健康知识,至今已成功举办33届。

2007年起，中国科协和卫健委保健局组织知名临床医生撰写医学科普文章，至今已出版12册《科学健康》丛书。中国科协科普部今年将修订再版该丛书，尝试通过漫画、音频和小程序等方式创新，向包括老科技工作者在内的广大老年人普及健康知识、倡导健康生活方式，让大家自发参与、乐在其中。

再版的《科学健康》丛书有三个变化。一是内容更权威。修订版由多位医学领域的院士、知名专家、优秀医生共同参与，针对中老年人普遍关注的热点健康问题和老年常见病等进行权威解答，科学看待疾病，科学进行诊疗和预防。二是形式更通俗。丛书内容以简单问答的形式呈现，贴近读者、通俗易懂，是实用性很强的科普书。再版丛书增加了老年人普遍关注的睡眠、心血管、骨质疏松等健康问题。三是理念更先进。丛书与时俱进，反映了近年来医学领域的最新成果，全新的健康诊疗理念、知识和技术，充分体现了中国医学的发展特色和国际水平。

再版《科学健康》丛书是向党的二十大的献礼，也体现了党和国家对广大老科技工作者的关心。希望读者能够在书中收获更多的阅读乐趣，运用科学的健康知识，享受有品质的健康生活。

中国老科学技术工作者协会会长　李学勇

2022年7月

# 目录 Contents

## 第一章　脑卒中改变历史 / 001

历史悲剧 / 003

什么是脑卒中 / 005

脑血管病的疾病负担 / 006

人类的努力 / 008

世界卒中日 / 009

我国政府的努力 / 013

## 第二章　发病急骤的慢性病 / 017

脑卒中的六个阶段 / 019

动脉粥样硬化 / 020

"不守本分"的心脏 / 022

小动脉硬化 / 024

动脉瘤 / 025

脑血管畸形 / 026

脆弱的脑组织 / 026

## 第三章　脑卒中高危人群的识别与预防 / 029

脑血管病的危险因素 / 031

推测脑卒中的发生概率 / 040

改良 Framingham 卒中风险预测量表 / 041

脑血管的评估 / 045

预防脑卒中的发生 / 049

## 第四章　脑卒中发生时的表现 / 055

脑的功能 / 057

脑卒中的早期识别 / 062

## 第五章　时间就是大脑：脑卒中的早期救治 / 065

脑卒中的急救 / 067

缺血性脑卒中的急性期诊断与治疗 / 073

脑出血 / 脑室出血的治疗 / 079

蛛网膜下腔出血的诊治 / 087

尽早启动二级预防 / 092

## 第六章　不期而遇：脑卒中的并发症 / 093

神经系统并发症 / 095

内科系统并发症 / 102

## 第七章 回归社会：脑卒中的康复 / 107

康复是个长久科学的过程 / 109

脑卒中康复的常用手段 / 110

肢体康复 / 111

语言康复 / 122

吞咽康复 / 128

心理和认知康复 / 131

康复伴随问题的处理 / 135

新型康复技术 / 137

总结 / 139

## 第八章 脑卒中的二级预防和长期治疗 / 141

预防复发的基本原则 / 143

保持良好的生活方式 / 144

血脂管理和他汀治疗 / 149

血糖管理 / 150

抗血小板和抗凝治疗 / 151

二级预防和长期治疗的误区 / 152

## 第九章 老年脑卒中的外科干预 / 157

老年脑卒中的外科干预都有哪些方法 / 161

自发性脑出血的分类 / 161

自发性脑出血的手术治疗适应证 / 162

自发性脑出血的外科治疗技术 / 163

抗栓药物相关脑出血的分类 / 163

抗血小板药物相关脑出血的特点及外科治疗 / 164

抗凝药物相关脑出血的特点及外科治疗 / 164

动脉瘤性蛛网膜下腔出血的特点与危险因素 / 164

动脉瘤性蛛网膜下腔出血的外科治疗技术与
　　适应证 / 165

缺血性脑卒中的外科治疗概述 / 165

急性颅内外大动脉闭塞导致的急性缺血性脑卒中
　　的治疗 / 166

什么是非急性颅内动脉狭窄导致的脑卒中 / 167

什么是非急性颅外大动脉狭窄脑卒中 / 169

什么是非急性颅内大动脉闭塞脑卒中 / 170

什么是心源性缺血性脑卒中 / 170

脑心共患病的概念及认识现状 / 171

脑心共患病的防治 / 172

脑卒中患者的外科康复治疗及相关研究进展 / 174

致谢 / 177

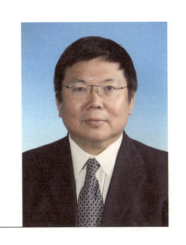

# 王拥军

  首都医科大学附属北京天坛医院院长、党委副书记，国家神经系统疾病临床医学研究中心副主任，国家神经系统疾病医疗质量控制中心主任，主任医师、教授、博士生导师，兼任中华医学会神经病学分会主任委员、中国卒中学会执行副会长等。长期致力于脑血管病的临床诊疗和科学研究，是科技部"十二五"脑血管病、"十三五"重大慢病和"十四五"常见多发病战略规划专家组组长，是国家"重大新药创制"科技重大专项和科技创新2030"脑科学与类脑研究"重大项目总体专家组成员，在脑血管病领域取得了多项系统性、原创性成果：首创脑血管病治疗的 CHANCE 新方法，突破了国际指南禁区，成为此类脑血管病治疗的国际最高标准，研究成果入选《新英格兰医学杂志》"2013年度国际医学领域重大进展"和《柳叶刀神经病学》"国际脑血管病领域年度八大进展"；创立脑血管病精准治疗新方案，开启精准治疗新时代，研究成果发表在《美国医学会杂志》，入选 Nature Reviews Neurology "脑血管病领域2016年度五大进展";研发成套质量改进新技术,降低复发致残且花费零增加。获国家科技进步奖二等奖2项和省部级一等奖3项,同时获首批全国创新争先奖章、吴阶平医药创新奖和第十三届谈家桢生命科学临床医学奖。

# 写给读者的话

曾经有位心理学家讲过这样一则故事：妈妈带着孩子逛商场，但每次走进商场，孩子总是哭闹，妈妈很不解，商场里琳琅满目的商品难道不会引发孩子的好奇心吗？后来，当妈妈蹲下来哄孩子时才发现，原来孩子看到的只是人们的脚步和柜台冷冰冰的下沿。

同一个世界，不同的视角，无法沟通的感受。这是我在40年脑血管病医疗生涯中感受到的最大责任，用知识拉平视角，这就是科普的力量。

脑血管病的危害不仅是发病率和致死率高，也是中国成人第一致残原因，发病后给患者和家庭带来的痛苦是常人难以想象的。好在脑血管病可防可治，关键是要有相关的健康知识，有了知识，命运就掌握在自己手中。每年的10月29日是世界卒中日，这一天，全世界脑血管病医生会和社会各界一起行动起来，共同防御卒中危害。每个周末，中国卒中学会红手环志愿者服务成员都会在社区，与群众一起携手打造卒中防控的统一战线。

我也希望每一天，这本书能够在你身边，成为你健康的守望者。

感谢本书的所有撰写同事及读者的大力支持，有不妥之处，请多提宝贵意见。

王拥军

2013 年 8 月

第一章

# 脑卒中改变历史

# 第一章 脑卒中改变历史

 ## 历史悲剧

毫无疑问,世界历史已被脑卒中改写。许多政界领袖因为脑卒中而英年早逝。

20世纪早期两大政坛要人——弗拉基米尔·伊里奇·列宁和伍德罗·威尔逊,在历史关键时期、掌控国家命运之时,因脑卒中导致了智力损害。

第二次世界大战后在雅尔塔等地会晤、划分势力范围的三大巨头——福兰克林·罗斯福、温斯顿·丘吉尔和约瑟夫·斯大林,当时均患有严重的脑血管病。如果不是脑卒中损伤了这些领袖的大脑,历史可能已经改写。

因为德怀特·艾森豪威尔总统突发失语,理查德·尼克松死于一次严重的心源性大脑半球梗死,以色列总理阿里埃勒·沙龙在一系列脑血管事件后意识丧失,公众对脑卒中的知晓度大大增加。

即便医学家也难以幸免。20世纪三位神经科学领域的重要人物——《神经病学》的首位主编罗素·德乔恩、法国神经病理学家雷蒙德·埃斯库罗勒、哥伦比亚大学的终身教授和《Merritt神经病学》的作者休斯顿·梅里特,晚年都因多发性脑卒中而导致严重残疾。

世界卫生组织总干事李钟郁,因为脑出血于2006年猝然离世。

### 1. 病例1:列宁

1922年5月,52岁的列宁突发失语和右侧偏瘫。这是他第一次患脑卒中。

那年的 11 月他重返工作岗位，但是同年 12 月又患第二次脑卒中，右侧偏瘫。

1923 年 3 月，由第三次脑卒中引起右侧瘫痪和语言障碍，卧床不起，迫使苏维埃领导人列宁离职。

1924 年 1 月，列宁因第四次脑卒中逝世。

## 2. 病例 2：沙龙

2005 年 12 月 18 日，沙龙正在视察中，突然感到身体不适，进而失去知觉，被迅速送往医院。检查证明沙龙患脑卒中，一个小血块堵住了沙龙的一支脑血管。经过休息和治疗，一切恢复正常。出于政治上的考虑，48 小时之后，沙龙出院，再次投入到紧张的工作之中。

尽管如此，对沙龙的进一步的检查并没有停止。以色列和美国的医学专家都应邀前来耶路撒冷会诊。经过详细的脑卒中筛查，发现沙龙的脑血管并没有太严重的病变。但却发现在他的心脏中有一个小洞，医学上称之为"卵圆孔未闭"。对这样一个小洞，用介入的方法进行封堵，就可以预防第二次的脑卒中。但就在这个时候，沙龙及其家属和以色列内阁犹豫了。他们认为，沙龙已经 76 岁，又担任国家总理，希望先进行内科保守治疗为好。这样，就给沙龙口服抗凝药物。心脏的封堵手术安排在了 2006 年 1 月 5 日。

2006 年 1 月 4 日，就在将要接受心脏手术的前一天晚上，不幸的事情发生了。沙龙突然脑出血。由于出血量大，2006 年 1 月 5 日，医生为沙龙开颅止血。手术后，颅内再次出血。4 小时后，再次开颅,对新的出血点进行紧急手术。但手术后,他脑内的出血依然无法停止。无奈之下,又先后进行了几次手术止血。尽管沙龙的命保下来了,但他成为一个植物人。脑卒中瘫痪了他的肢体,更瘫痪了中东的和平进程。

 ## 什么是脑卒中

脑卒中,是指各种原因导致脑血管损害而引起的脑组织病变,临床上表现为一过性或永久性脑功能障碍的症状和体征。脑卒中是严重影响人类健康的疾病之一。由于发病急、来势凶、变化快,又有"脑血管意外"之称。民间则把这一类病症称为"半身不遂"。中医称其为"中风",描述为"中风之后,如矢石之中人,骤然而至也"。意思是说,此病发生时,人好似被石子突然击中一样快速。

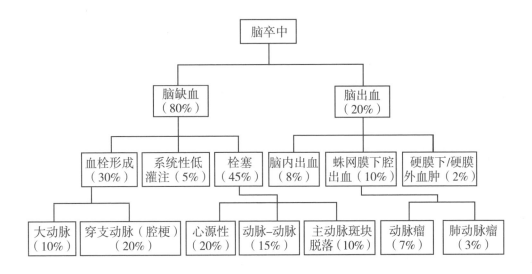

如果由于脑供血动脉闭塞,使该动脉供血区的脑组织得不到血液当中的氧气和营养物质而坏死,这种疾病称为缺血性卒中,也称脑梗死,约占急性脑血管病的80%;如果脑供血动脉破裂,血液进入脑内和脑周围间隙中,脑细胞得不到正常血管内运输的氧气和营养供应而发生坏死,这种疾病称为出血性卒中,约占急性脑血管病的20%。根据出血部位不同,发生在脑组织内的出血称为脑出血;发生在脑组织周围间隙的出血称为蛛网膜下腔出血。

正常情况下,心脏把血液泵入脑动脉,脑动脉又逐渐分支成为小动脉,最后分成很细的血管,即毛细血管。毛细血管壁很薄,氧气和营养物质可由此进入脑细胞内。当血管突然破裂或阻塞时,血流中断,血管远端的脑细胞氧供停止,细胞逐渐坏死,即发生了缺血性脑卒中。该病多表现为突然发生的脑部受损征象,如突发肢体偏瘫、麻木、语言障碍、意识不清等。

##  脑血管病的疾病负担

脑卒中对人类健康的危害十分严重。世界卫生组织的报告中指出,任何性别和年龄的人都可能发生脑卒中,包括年老者、年轻人、儿童,甚至新生儿。在全世界范围内,约有1/6的人在一生中将遭遇脑卒中。脑卒中每年夺去570万人的生命,平均每6秒钟就有1人死于脑卒中,是仅次于缺血性心脏病的第二大致死原因。另外,脑卒中是首要的严重致残原因,全世界平均每6秒钟就有1人因脑卒中而永久致残。

## 第一章 脑卒中改变历史

全世界有两个脑卒中高死亡地区，一个在远东地区，包括中国、蒙古国、俄罗斯在内；另一个在非洲。脑卒中并非富裕带来的疾病，而是和贫穷相伴，全世界85%的脑卒中患者发生在难以抵御卒中危害的中低收入国家。

脑卒中对发展中国家的危害持续扩大。过去40年间，全球脑卒中发病率差别加大，高收入国家脑卒中发病率减少42%，中低收入国家却增加了100%以上。2000—2008年，中低收入国家脑卒中的发生率超过高收入国家20%。

在美国，每年大约有75万脑卒中患者，其中15万患者（9万女性和6万男性）因此丧生。美国有将近200万脑卒中幸存者。在美国，每45秒便有1人次发生脑卒中，每3分钟就有1人死于脑卒中。

脑卒中的病死率是心肌梗死的4~6倍，带来的经济负担是心肌梗死的10倍。在美国，每次缺血性脑卒中平均花费4万美元。2008年，全美国范围内与脑卒中相关的开支达655亿美元。

脑卒中是导致患者长期残疾的重要原因。脑卒中幸存者往往无法返回工作岗位或胜任他们以前的角色，比如配偶、父亲、朋友和公民。自己不能再工作不说，常常还需要家人照料。时间一长，患者本人感到痛苦，家属也被经济和精神上的两副重担压得不堪重负、痛苦难当。脑卒中给人们造成的经济、社会及心理负担巨大。

脑卒中具有高发病率、高致残率、高死亡率和高复发率的特点。随着老龄化社会的进展，我国将面临脑卒中带来的沉重的医疗、经济和社会负担。这些让人备感沉重的数据更加凸显了中国卒中预防的重要性。

##  人类的努力

2011年，世界卫生组织发布首份《全球非传染性疾病现状报告》。报告指出，2008年，全世界总死亡人口中的63%、约3600万人都是由非传染性疾病造成的，这比包括艾滋病、结核病和疟疾在内的所有传染病，加上妊娠和分娩疾患以及营养不良所导致的死亡人数的总和还要多1倍。同时，80%的死亡病例都出现在中低收入国家，打破了慢性病属于所谓富贵病的误解。

大多数非传染性疾病其实都是可以预防的。有些人很悲观，误认为做什么都不管用。事实上，只要通过戒烟、戒酒、平衡膳食和加强体育锻炼四种方式，至少80%的心脏病、脑卒中和2型糖尿病以及40%以上的癌症都是可以避免的。

还有一种误解是：慢性病主要危害老年人。但报告证实，慢性病死亡总数的1/4都发生在60岁以下人群。

为此，世界卫生组织向公共卫生界提出了新的全球目标，即在今后10年中，将慢性病死亡率在现有趋势基础上每年再降低2%。这样，到2015年，将有至少3600万人能够免于因罹患慢性病而过早死亡。这些被挽救的生命同时将为国民经济增长带来可观的效益，尤其是处于发展中和转型期的新兴经济体。据世界卫生组织估算，实现全球目标将为中国、俄罗斯和印度分别带来360亿美元、200亿美元和150亿美元的累计经济效益。

##  世界卒中日

2004年在加拿大温哥华举行的第五届世界卒中大会上，来自美国、法国、中国等国的100多位专家共同起草了《世界卒中日宣言》，倡议每年设立世界卒中日，号召全社会行动起来，同脑卒中做斗争。这份宣言被提交给世界卫生组织。

《世界卒中日宣言》

卒中是一个可预防和治疗的灾难性疾病。

但全世界的卒中发病率却在不断攀升。

老化、不健康的饮食、吸烟及体力活动过少等危险因素加速了高血压、高胆固醇、肥胖、糖尿病、卒中、心脏病和血管认知障碍的日益流行。

卒中每年夺去570万人的生命，已成为仅次于缺血性心脏病的第二大致死原因，也是首要的严重致残原因。其危害不分年龄、性别、肤色和国度。

4/5的卒中患者发生在那些难以抵御卒中危害的低收入和中等收入的国家。

如果我们不尽快采取措施，预计到2015年死于卒中的人数将增至670万。

如果我们现在付诸实践的话，在以后的10年中将会有600万人避免因卒中而死亡。

预防和治疗脑卒中及严重脑卒中后遗症的康复，任重道远。

少数几个相同的危险因素是威胁全世界人类健康的罪魁祸首，但我们对这些常见问题的研究与其他主要慢性疾病的研究相孤立。

续表

吸烟、体力活动过少和不健康的饮食等常见的危险因素，导致卒中、心脏病、糖尿病、慢性肺病、癌症和老年痴呆。

因此，我们需要联合所有相关的组织，预防这些危险因素带来的危害。

预防是我们现有知识中最简单易行的，但是常常被忽视。

所以，我们需要：

鼓励健康环境，支持健康行为；

使用一级和二级预防的有效药物（可惜这些药物在发展中国家不能得到或负担不起，在发达国家也不能合理地使用）；

遏制未经证实的、高花费的、错误的医疗行为，因为这些医疗行为消耗了我们有限的资源；

通过多种方式教育健康职业者，包括公共词汇、核心教程、网上资料、远程教育和临床观摩学习。

不同类型的卒中（包括缺血性卒中、脑出血和蛛网膜下腔出血）具有独特的临床过程，需要不同的治疗和康复措施。

所以，我们需要：

研究病因和发病机制；

构建包括内科医生、神经外科医生、神经介入医生和神经康复专家组成的团队，以应付各类型卒中。

临床下（无症状）卒中是临床卒中的 5 倍，并且可以影响思维、情绪和人格，因此，我们需要：

认识血管性认知功能障碍（VCI），VCI 最常见并可促进阿尔茨海默病的发生与发展；

处理 VCI 和阿尔茨海默病的共同危险因素（吸烟、高血压、高胆固醇、体力活动少、肥胖和糖尿病）；

## 第一章 脑卒中改变历史

续表

　　组建多学科的队伍实施卒中的医疗和康复——以改善卒中患者的预后。

　　所以，我们需要：

　　建立简单而综合的卒中单元，因为卒中单元的价值早已被证实，即使是最基本的形式；

　　促使建立跨学科的团队，将证据应用于实践；

　　建立新的医疗体系，以满足每位卒中患者的需求。

　　任何人，无论社会角色如何，一言一行都极大地影响到自己未来疾病的风险和医疗服务，但是目前做得远远不够，因此，我们需要：

　　增加公众、政策制定者、健康职业者对卒中病因和症状的认识。

　　卒中的症状无痛、短暂、突如其来，表现为面部及上下肢麻木无力、不能讲话或不能理解言语、单眼视力丧失或突然失去平衡，这些症状与严重胸痛和突然的、严重的、不寻常头痛一样，都属医学急症。

　　通过参与、强化已有的卒中行动，传递给全世界一致的信息，以示同心协力。

　　鉴于威胁人类生命、健康和生活质量的卒中已肆虐全球；

　　鉴于卒中的预防、治疗和康复现状亟待改进；

　　鉴于唤醒专业人士和公众对卒中的警觉迫在眉睫；

　　因此，我们宣布每年设立世界卒中日。

---

　　2008年，世界卒中组织将每年的10月29日定为世界卒中日，以唤起全世界对卒中的关注。此后每年的世界卒中日都有一个宣传主题，各国步调一致地开展健康教育活动。

## 世界卒中日主题

| 年 份 | 主 题 |
|---|---|
| 2008 | Little Strokes, Big Trouble<br>小卒中，大问题 |
| 2009 | What can I do？<br>面对卒中，我们能做些什么？ |
| 2010 | 1 in 6 people worldwide will have a stroke in their lifetime. IT COULD BE YOU!<br>每6个人之中就有1个人在一生中会经历1次脑卒中。谁都有可能！ |
| 2011 | （同2010年） |

2011年世界卒中日期间，卫生部发布了《中国卒中宣言》，显示了我国政府防治脑卒中的决心。

## 《中国卒中宣言》

让我们以生命的尊严，传递给全社会一项重要共识——卒中已成为威胁人类生命、健康和生活质量的灾难。关注卒中，立即行动！

脑卒中（俗称中风，包括脑梗死和脑出血）是一种急性脑血管病，具有发病、致残、死亡和复发率高的特点。据世界卫生组织统计，全世界每6个人中就有1人可能罹患卒中，每6秒钟就有1人死于卒中，每6秒钟就有1人因卒中而永久致残。

在我国，卒中已成为居民第一位死亡原因，是人民群众生命健康的第一杀手。更为严重的是，我国有糖尿病患者近1亿人、高血压患者2.2亿、血脂异常者2亿、超重和肥胖者2.4亿、吸烟者3.5亿，卒中高危人群数量惊人。

第一章　脑卒中改变历史

续表

让我们唤醒专业人士和公众的警觉，为了生命健康、为了千家万户远离危险和忧患，向卒中宣战！

卒中可防可控！我们郑重向广大民众提出5项简易措施：认知高血压、糖尿病、血脂异常等卒中危险因素；进行体力活动及常规锻炼；健康饮食，避免肥胖；戒烟限酒；学会识别卒中预警症状和应对方法。

脑卒中筛查与防治是一项重大的国民健康促进工程，需要各级卫生部门、医疗机构、医务工作者同心协力，提高防控意识，构建全国脑卒中筛查与防治网络体系，普及健康科普知识，倡导健康生活方式，开展卒中高危人群筛查，进行早期诊断与干预，改进治疗和康复现状，加强其发病机理及防控管理科学研究。

"健康所系，性命相托"。让我们肩负起使命，动员全社会力量共同参与，竭尽全力控制发病之风险、扶助健康之完美，为降低我国卒中发病率、致残率与死亡率，为维护人民群众的健康权益、促进社会和谐而不懈努力！

 **我国政府的努力**

2012年，卫生部部长陈竺在中国脑卒中大会上作了专题报告。他指出，当前我国慢性病处于高发态势。其中，心脑血管疾病在城乡居民主要疾病死亡构成比中已占到40%以上。脑血管病已成为我国居民死亡的第一位原因，如果不能采取切实有效的措施，慢性病的快速增长将成为影响人民健康水平提高和经济社会健康发展潜在的巨大障碍。他对今后工作提出了几点意见：第一，各级卫生部门要继续完善相关政策，积极协调财政、科技、社保、民政等部门，在政策及资金上给予脑卒中筛查与防治工作更多的支持。第二，逐步完善包括脑卒中等慢性病大病保障政策。第三，要充分发挥科技在卫生事业改革与发展中的支撑作用，要在脑血管病适宜技术推广、培训、科研立项等方面给予扶持，争取将其作为重大临床和公共卫生问题纳入国家"十二五"公益性行业研究规划。第四，加强慢性病防控知识的宣传普及，广大医务工作者要站在慢性病防控宣教的第一线，广泛传播脑卒中防控知识，从危害生命健康的危险因素抓起，加强多学科联合。公立医院要通过实施脑卒中筛查和干预等工作，强化对慢性病的预防、干预、治疗和康复服务。第五，要建立脑卒中防控示范基地，探索易于向全国推广的成功做法和经验。通过脑卒中筛查与防治体系的建设，提高各级卫生部门、医疗机构的信息化水平和慢性病综合防控管理能力，探索适合我国国情的慢性病防治新途径。

将有效的治疗手段规范地应用于临床，能最大限度地提高疾病干预效果。2011年，卫生部办公厅发布《关于做好脑卒中规范诊疗和医疗质量控制工作的通知》，为加强脑卒中规范诊疗和医疗质量控制工作提出以下具体措施。

一、组建脑卒中临床规范诊疗和医疗质量控制专家组。在卫生部领导下完成下列工作：

（一）制订脑卒中相关诊疗规范；

（二）制订脑卒中医疗质量控制指标；

（三）在全国范围内指导开展脑卒中医疗质量控制工作；

（四）为脑卒中医疗质量控制工作提供政策建议和技术支持；

（五）指导全国脑卒中早期筛查、规范诊疗培训和健康教育等有关工作；

（六）承担卫生部委托的其他工作。各省级卫生行政部门要根据本辖区实际情况，组织建立本辖区脑卒中临床规范诊疗和医疗质量控制专家组，协助卫生行政部门开展相关工作。

二、建立全国脑卒中医疗质量控制体系。委托首都医科大学附属北京天坛医院作为国家级脑卒中医疗质量控制中心，协助我部开展全国脑卒中早期筛查和临床诊疗的医疗质量控制工作。医疗机构要接受各级脑卒中医疗质量控制中心的业务指导，开展脑卒中早期筛查和规范诊疗工作，及时、准确、规范地报送工作信息。

三、加强脑卒中早期筛查和规范诊疗的培训工作。组织开展脑卒中早期筛查和规范诊疗培训基地认定工作。卫生行政部门要加强脑卒中相关诊疗技术准入和管理工作，有计划地选派人员到培训基地参加培训，提高脑卒中早期筛查和规范诊疗水平。

四、开展全国脑卒中病例信息登记工作。医政司负责全国脑卒中病例信息登记工作，委托国家级脑卒中医疗质量控制中心具体负责病例信息的统计、分析和数据库维护等工作。卫生部将定期向全国发布脑卒中医疗质量控制信息，指导全国开展脑卒中质量管理与控制工作。

# 第二章
# 发病急骤的慢性病

急是指它发病很急,一瞬间发生;慢是指它发病前有一个漫长的过程。

##  脑卒中的六个阶段

脑卒中的发生有六个阶段,每一个阶段都比前一阶段更严重,好比跨上6层台阶。

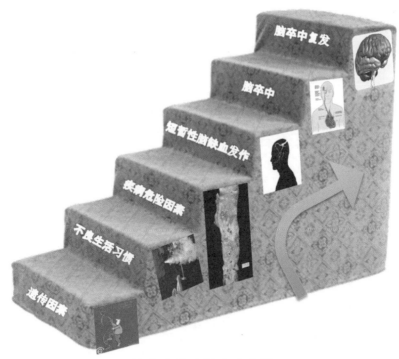

脑卒中发病的6个台阶

(1)第1个台阶:遗传因素。如果你的父母有脑卒中,你就会被贴上高危人群的标签。

（2）第 2 个台阶：如果出生之后又附加了不良的生活习惯，抽烟、喝酒，又不爱运动，就向危险迈进了一步。

（3）第 3 个台阶：这时如果再加上疾病危险因素，如高血压、高血脂或心脏病，就到了第 3 个台阶。

（4）第 4 个台阶：危险因素控制不好的话，就容易出现短暂性脑缺血发作，但这个时候还没有引起脑组织完全坏死。短暂性脑缺血通常预示着短期内发生脑卒中的风险增高，这一阶段的患者依从性较好，而处于更早期阶段的人群往往对脑卒中的重视程度不高。所以，这一阶段是脑卒中干预的最佳窗口期。

（5）第 5 个台阶：脑卒中发作。脑卒中发作的患者痊愈的机会很小，往往出现持久的神经功能损害。

（6）第 6 个台阶：脑卒中发作之后应当进行卒中的二级预防，如果二级预防做不好、危险因素持续存在，就会引起脑卒中复发。

脑卒中三四次复发之后，很多人就会走向生命终点。

##  动脉粥样硬化

动脉粥样硬化是血管病变中最常见的、最重要的一种。因动脉壁上沉积了一层像小米粥样的物质，因此得名。

本病变是多因素共同作用的结果，首先是病变处于平滑肌细胞、巨噬细胞及 T 淋巴细胞的聚集；其次是包括胶原、弹性纤维及蛋白质多糖等结缔组织基质和平滑肌细胞的增生；再次是脂质，其中主要含胆固醇结晶及游离胆固醇和结缔组织。

病理改变通常分为四期：

（1）脂质条纹：是动脉粥样硬化肉眼可见的最早病变，为点状或条纹状动脉粥样硬化，黄色不隆起或微隆起于内膜的病灶，常见于主动脉后壁及其分支开口处。

（2）纤维斑块：由脂纹发展而来。内膜面散在不规则表面隆起斑块，颜色从浅黄或灰黄色变为瓷白色。

（3）粥样斑块（粥瘤）：由纤维斑块深层细胞的坏死发展而来。内膜面可见灰黄色斑块既向内膜表面隆起，又向深部压迫中膜。

（4）继发性改变：是指在纤维斑块和粥样斑块的基础上继发的病变。

- **斑块内出血**：斑块内新生的血管破裂形成血肿，血肿使斑块进一步隆起，甚至完全闭塞管腔，导致急性供血中断。

- **斑块破裂**：斑块表面的纤维帽破裂，粥样物自裂口逸入血流，遗留粥瘤样溃疡。排入血流的坏死物质和脂质可形成胆固醇栓子，引起栓塞。

- **血栓形成**：斑块破裂形成溃疡后，由于胶原暴露，促进血栓形成，引起动脉管腔阻塞，进而引起器官梗死。

- **钙化**：在纤维帽和粥瘤病灶内可见钙盐沉积，导致管壁变硬、变脆。

- **动脉瘤形成**：严重的粥样斑块底部的中膜平滑肌可发生不同程度的萎缩和弹性下降，在血管内压力的作用下，动脉壁局限性扩张，形成动脉瘤。动脉瘤破裂可致大出血。

- **血管腔狭窄**：弹力肌层动脉（中等动脉）可因粥样斑块而导致管腔狭窄，引起所供应区域的血量减少，导致相应器官发生缺血性病变。

粥样硬化主要累及大中型动脉，以主动脉、冠状动脉及脑动

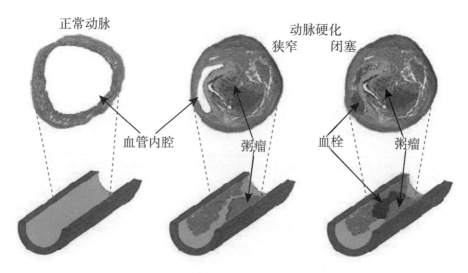

动脉粥样硬化的病理改变

脉多见。粥样硬化斑块的分布多在近侧段,且在分支口处较重;早期,斑块分散,呈节段性分布;随着疾病进展,相邻的斑块可互相融合。在横切面上,斑块多呈新月形,管腔呈不同程度狭窄。有时可并发血栓形成,使管腔完全阻塞。

##  "不守本分"的心脏

在脑卒中患者中,大约有20%的缺血性脑卒中患者为心源性。心源性脑卒中属于栓塞性脑卒中。心源性栓塞的种类主要包括红细胞-纤维蛋白血栓,血小板-纤维蛋白血栓,细菌-心内膜炎血栓,纤维蛋白、钙化、黏液性质为主的血栓。

引起脑栓塞的栓子种类很多,可由多种疾病产生的栓子进入血液、阻塞血管而诱发。而心脏病是脑栓塞的最常见原因(见下表）。风湿性心脏病二尖瓣狭窄，左心房扩大，心脏血流缓慢、淤滞，易使血液凝固和血栓形成。当血流不规则或心房纤颤时，这种附壁血栓容易脱落形成栓子，发生脑栓塞。细菌性心内膜炎由于内膜或内膜下病变，细菌常附着在内膜上繁殖，与血小板、红细胞、血红蛋白等集结成细菌性赘生物，脱落后随血液进入颅内，也可发生脑栓塞。心肌梗死时，心房和心室内膜可受到损伤，而受伤的内膜易发生附壁血栓，在心房纤颤等因素的作用下，血栓脱落形成栓子，也常造成脑栓塞。另外，先天性心脏病、心脏黏液瘤、心脏手术等也是造成心源性脑栓塞的原因。

**心源性栓子的来源**

| 高度危险的栓子来源 | 中度危险的栓子来源 |
| --- | --- |
| 机械心脏瓣膜 | 二尖瓣脱垂 |
| 二尖瓣狭窄伴心房纤颤 | 二尖瓣环状钙化 |
| 心房纤颤 | 二尖瓣狭窄不伴心房纤颤 |
| 病态窦房结综合征 | 心房间隔缺损 |
| 4周之内的心肌梗死 | 卵圆孔未闭 |
| 左心房或左心耳血栓 | 心房扑动 |
| 左心室血栓 | 单独出现的心房纤颤 |
| 扩张型心肌病 | 生物心脏瓣膜 |
| 左心室区段性运动功能不良 | 非细菌性血栓性心内膜炎 |
| 左心房黏液瘤 | 充血性心力衰竭 |
| 感染性心内膜炎 | 左心室区段性运动功能减退 |
|  | 4周之后、6个月之内的心肌梗死 |

心房颤动是心源性脑栓塞最常见的栓子来源，房颤患者是脑

卒中特别是严重脑卒中的高危人群。心房颤动患者由于心房内血流淤滞、内皮损伤、高凝状态等，可导致血栓形成。如果血栓离开心房进入大脑，当栓子直径大于血管直径时，栓子嵌顿，就能中断血流，导致缺血性脑卒中。

中国的房颤患者大约有800万。有资料显示，房颤患者的脑卒中率是普通人的5倍。房颤患者的脑卒中比非房颤患者的脑卒中更为严重，发病后一年内死亡率的可能性高达50%。此外，房颤能够使卒中后长期严重致残的风险上升近50%。调查显示，脑卒中患者中的20%患有房颤，而被诊断出来的只有5%~6%。可见，心源性脑卒中的诊断率远远低于实际发病率，其原因主要在于对心源性脑卒中缺乏足够的认识与重视。

# 小动脉硬化

小动脉硬化指小动脉弥漫性增生病变，其发生与高血压和糖尿病有关。开始为细小动脉痉挛；其后，小动脉内膜下玻璃样变，弹力纤维增厚；随病程进展，中层、外膜也发生玻璃样变，继之中层增厚、血管变硬、管腔狭窄。

持续慢性高血压时，在血流侧压力与各种血管活性物质作用下，小动脉壁发生结构性代偿，平滑肌肥大增生，玻璃样变胶原、蛋白和聚糖等结缔组织成分增加，管壁增厚，称为高血压小动脉硬化。血管壁耐受高血压能力增强，但调节血流的舒缩功能减低，血压降低时可引起腔隙性梗死。由于长期高血压可在小动脉和微动脉平滑肌发生玻璃样变或在动脉壁变薄部位形成微动脉瘤,当血压急骤增高时,此动脉瘤破裂是导致自发性脑出血的主要原因。长期小动脉硬化可引起皮质下白质局灶性缺血软化。

 动脉瘤

脑动脉瘤是脑内动脉血管壁局部特别薄弱的区域,在长期血流冲击下逐渐向外膨胀,形成像小气球样的血管瘤。局部的血流压力越大,动脉瘤发生破裂的危险越高。当发生破裂时,血液进入周围组织。有时动脉瘤虽然没有破裂,但因为体积增大、压迫附近神经,从而造成相应症状。80%的蛛网膜下腔出血是由浆果样动脉瘤破裂所致。

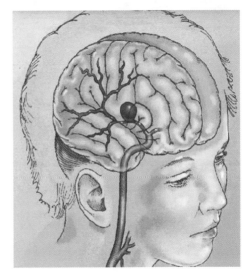

脑动脉瘤

大多数浆果样动脉瘤来自脑底动脉环前部,破裂的动脉瘤通常直径>5 mm。动脉瘤破裂起病突然,典型见于用力时。

与浆果样动脉瘤形成相关的情况包括主动脉缩窄、纤维肌发育不良、多囊肾、马凡综合征、Ehlers-Danlos综合征、遗传性出血性毛细血管扩张症、神经纤维瘤病和弹性纤维假黄瘤。此外,高血压、出血性疾病和外伤可增加蛛网膜下腔出血风险。值得注意的是,即使没有危险因素,也经常发生蛛网膜下腔出血。

## 脑血管畸形

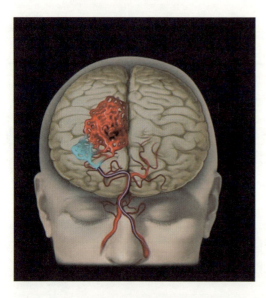

脑血管畸形是脑血管先天性、非肿瘤性发育异常，是指脑血管发育障碍引起的脑局部血管数量和结构异常，并对正常脑血流产生影响，畸形血管破裂出血引起症状。本病多见于男性，青年多见。临床上有多种类型，可分为脑动静脉畸形、海绵状血管瘤、静脉型畸形、毛细血管扩张症和混合型5种。其中以脑动静脉畸形最为常见，占90%以上。根据畸形血管团直径的大小，临床分为大、中、小型病变。由于病变部位脑动脉与脑静脉之间缺乏毛细血管，致使动脉与静脉之间直接相通，形成脑动静脉之间短路，并由此产生一系列病理及脑血流动力学改变，引起反复的脑内自发性出血、抽搐、进行性神经功能障碍等临床表现。

 ## 脆弱的脑组织

绝大多数脑梗死是由血栓堵塞脑供血动脉引起的，而脑细胞是人体最娇嫩的细胞，血流一旦完全阻断持续8~10分钟，神经元就会发生不可逆损害。大量研究证明，要挽救脑组织，就必须在不可逆损害发生前的短时间内恢复血流供应。

正常情况下的脑血流量为 50 mL/100 g/min；当下降至 30 mL/100 g/min 以下时，患者出现症状；当下降至 20 mL/100 g/min 以下时，神经元电活动衰竭（电衰竭），传导功能丧失；当下降至 15 mL/100 g/min 以下时，神经细胞膜离子泵衰竭（膜衰竭），细胞进入不可逆损害；当下降至 10 mL/100 g/min 以下时，细胞膜去极化，钙离子内流，细胞死亡。

急性脑梗死的早期血流并未完全中断，梗死灶中心区周围存在一个缺血边缘区，这一区域内的神经元处于电衰竭状态，称为半暗带。如血流马上恢复，功能可恢复正常；若缺血加重，细胞进入膜衰竭，成为梗死扩大部分。

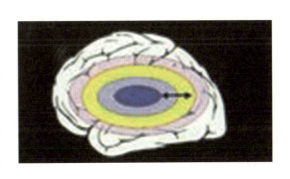

临床上血管闭塞 3~6 小时内恢复血流，脑梗死还可能挽救；超过这段时间后恢复血流，不但难以挽救脑细胞，还可能引起再灌注损伤，继发出血、脑水肿，这段时间称为治疗时间窗。

当脑血流量减小到一定程度时，少突胶质细胞、星形胶质细胞、血管内皮细胞等神经细胞依次出现坏死。临床上各种缺氧均可导致少突胶质细胞变性的脱髓鞘病变，缺血是因为星形胶质细胞的变性使水肿发生和细胞顿抑现象加重，加上血管内皮细胞造成血脑屏障破坏和水肿加重以及再灌注后的损伤。

第三章

# 脑卒中高危人群的识别与预防

不同个体患脑卒中的概率是不同的，原因在于每个人脑血管病的危险因素不同。什么是脑血管病的危险因素呢？

##  脑血管病的危险因素

能够引发脑血管病的相关因素统称为脑血管病的危险因素，受阻于医学发展水平，目前还未发现脑血管疾病相关危险因素，而且有些危险因素仍然存在很大的争议，需要进一步的科学研究来证实。因此，只能根据目前的研究结果总结已知的、明确的危险因素。

脑血管病的危险因素根据是否能够人为干预，分为可干预与不可干预两种，不可干预的危险因素包括年龄、性别、种族以及家族遗传史等。研究表明，随着年龄增长，脑卒中的危险性持续增加，55岁以后每10年脑卒中的危险性增加1倍。脑卒中的发病率普遍存在性别之间的明显差异，从总体看，男性脑卒中的发病率高于女性，男女发病率之比约为1.1∶1~1.5∶1。可干预的一些主要危险因素包括高血压、心脏病、糖尿病、吸烟、酗酒、血脂异常、颈动脉狭窄等。由于不可干预的危险因素无法改变，我们只对可干预的主要危险因素进行分述。

### 高血压

国内外几乎所有研究均证实，高血压是脑出血和脑梗死最重要的危险因素。脑卒中发病率、死亡率的上升与血压升高有着十分密切的关系，这种关系是直接的、持续的、独立的。近年研究表明，老年人单纯收缩期高血压（收缩压≥160 mmHg，舒张压＜90 mmHg）是脑卒中的重要危险因素。国内有研究显示：在控制了其他危险因素后，收缩压每升高10 mmHg，脑卒中发病的相对危险增加49%；舒张压每增加5 mmHg，脑卒中发病的相对危险增加46%。东亚人群（中国、日本等）汇总分析结果表明，血压升高对脑卒中发病的作用强度约为西方国家人群的1.5倍。控制高血压可明显减少脑卒中，同时也有助于预防或减少其他靶器官损害，包括充血性心力衰竭。一项中国老年收缩期高血压临床随机对照试验结果显示，随访4年后，降压治疗组比安慰剂对照组脑卒中的死亡率降低58%，两组有非常显著的统计学差异。尽管近年来我国已开始重视高血压的防治，特别是在宣传教育方面做了大量工作，但总体情况尚无显著改善，仍与发达国家差距较大。血压的自我知晓率、患者的合理服药率、血压控制率等仍处于较低水平，有待采取更加积极合理的对策，进一步加大健康教育和干预管理力度，使上述指标尽快得到提高。

## 心脏病

各种类型的心脏病都与脑卒中密切相关。美国明尼苏达州的一项前瞻性研究结果表明，无论在何种血压水平，心脏病患者发生脑卒中的危险都要比无心脏病者高2倍以上。对缺血性脑卒中而言，高血压性心脏病和冠心病患者其相对危险度均为2.2，先天性心脏病为1.7。心房纤颤是脑卒中的一个非常重要的危险因素，循证医学研究资料已经确定对其进行有效治疗可以预防脑卒中的发生。非瓣膜性房颤患者每年发生脑卒中的危险性为 3%~5%，约占血栓栓塞性脑卒中的 50%。据美国 Framingham 研究，房颤患者发生脑卒中的危险性与年龄增大呈正相关，50~59 岁发病率为 1.5%，80~89 岁增加至 23.5%。国外有 5 项随机对照试验观察了华法林和阿司匹林治疗房颤预防脑卒中的效果，综合分析结果表明：应用华法林治疗，可使血栓栓塞性脑卒中发生的相对危险降低 68%。其他类型心脏病，包括扩张型心肌病、瓣膜性心脏病（如二尖瓣脱垂、心内膜炎和人工瓣膜）、先天性心脏病（如卵圆孔未闭、房间隔缺损、房间隔动脉瘤）等也增加了罹患血栓栓塞性脑卒中的风险。据总体估计，缺血性脑卒中患者中约有 20% 是心源性栓塞。有些研究认为，高达 40% 的隐源性脑卒中与潜在的心脏栓子来源有关。急性心肌梗死后，近期内有 0.8% 的人发生脑卒中，6 年内发生脑卒中者约占 10%。

## 糖尿病

糖尿病是脑血管病的重要危险因素。流行病学研究表明：在糖尿病高发的欧美国家，糖尿病是缺血性脑卒中的独立危险因素，2 型糖尿病患者发生脑卒中的危险性增加 2 倍。1999 年，国内通过对首钢 923 例糖尿病患者 1：1 配对研究，分析调查脑血管病的危险因素，发现糖尿病使脑卒中的患病危险增加 2.6 倍，其中缺血性脑卒中的危险比对照组增加 3.6 倍。脑血管病的病情轻重和预后与糖尿病患者的血糖水平以及病情控制程度有关，因此，应重视对糖尿病的预防和控制。美国短暂性脑缺血防治指南建议：空腹血糖应＜7 mmol/L（126 mg/dl），必要时，可通过控制饮食、口服降糖药物或使用胰岛素控制高血糖。

## 血脂异常

大量研究已经证实血清总胆固醇（TC）、低密度脂蛋白（LDL）升高，高密度脂蛋白（HDL）降低与心血管病有密切关系。近期国内外有不少研究表明，应用他汀类等降脂药物可降低脑卒中的发病率和死亡率。一方面，有3项关于他汀类药物的大规模二级预防研究（北欧的4S、美国的CARE以及澳大利亚的LIPID试验）显示，他汀类药物可使缺血性脑卒中发生的危险减少19%~31%；另一方面，流行病学研究表明血清总胆固醇水平过低（＜160 mg/dl）可增加出血性卒中死亡的危险，但近期发表的一项大型随机对照试验未证实该结果。

## 吸烟

经常吸烟是缺血性脑卒中的一个公认的危险因素。其对机体产生的病理生理作用是多方面的，主要影响全身血管和血液系统，如加速动脉硬化、升高纤维蛋白原水平、促使血小板聚集、降低高密度脂蛋白水平等。Shinton对22项研究结果进行Meta分析表明，吸烟是脑卒中的独立危险因素，其危险度随吸烟量而增加。大量前瞻性研究和病例对照研究结果证实，吸烟者发生缺血性脑卒中的相对危险度约为2.5~5.6。长期被动吸烟也可增加脑卒中的发病危险，有证据显示约90%的不吸烟者可检测到血清可铁宁，考虑是由暴露于吸烟环境所致。因为人群的高暴露率，即使对单一个体影响很小，但也是一个非常重要的危险因素。有报道显示，暴露于吸烟环境者其冠状动脉事件发生的危险由20%升高到70%。动脉硬化既可以导致脑卒中，也可导致冠心病，因此有理由相信被动吸烟也是造成部分脑卒中的原因之一。Bonita和其同事发现，在去除年龄、性别、高血压、心脏病和糖尿病史的影响后，长期被动吸烟者脑卒中的发病危险比不暴露于吸烟环境者的相对危险增加1.82倍，且在男性和女性中都有显著意义。

## 饮酒

人群研究证据已经显示，酒精摄入量与出血性脑卒中有直接的剂量相关性，但缺血性脑卒中的相关性目前仍有争议。长期大量饮酒和急性酒精中毒是导致青年人脑梗死的危险因素。同样，在老年人群中，大量饮酒也是缺血性脑卒中的危险因素。国外有研究认为饮酒和缺血性脑卒中之间呈J形曲线关系，即与不饮酒者相比，每天喝酒2个drink（1个drink相当于11~14 g酒精含量）、每周饮酒4天以上对心脑血管可能有保护作用。也就是说，男性每天喝白酒不超过50 mL（1两，酒精含量<30 g），或啤酒不超过640 mL，或葡萄酒不超过200 mL（女性饮酒量需减半），可能会减少心脑血管病的发生；而每天饮酒大于5个drink者发生脑梗死的危险性明显增加。酒精可能通过多种机制导致脑卒中患病风险增加，包括升高血压、导致高凝状态、心律失常、降低脑血流量等。国内迄今尚无饮酒与脑卒中之间关系的大样本研究报道。

## 颈动脉狭窄

国外一些研究发现，65岁以上人群中有7%~10%的男性和5%~7%的女性颈动脉狭窄大于50%。北美症状性颈动脉狭窄内膜切除试验的医生回顾分析了他们的研究数据，在狭窄程度为60%~99%的人群中，脑卒中年发病率为3.2%（经5年以上观察）。同侧脑卒中年发病危险在狭窄60%~74%的患者中为3.0%，在狭窄75%~94%的患者中上升为3.7%，而在狭窄95%~99%的患者中则降为2.9%，在颈动脉完全闭塞的患者中仅为1.9%。关于评价无症状性颈动脉狭窄患者行颈动脉内膜切除术治疗效果的随机对照研究，有一项Meta分析包括了5个临床试验，结果显示：虽然手术可以减轻同侧脑卒中的发病率，但手术的绝对数量很小，同时采用内科治疗的对照组发生脑卒中的危险本身就很低，所以目前多采用内科治疗无症状性颈动脉狭窄。ACAS是一项随机试验，研究了无症状性重度颈动脉狭窄患者行内膜切除术的效果。1662例患者被随机分成手术加药物治疗组（$n=828$）和单纯药物治疗组（$n=834$），在观察期间随机抽取424例经造影检查的患者进行分析，出现相关并发症的危险性为1.2%、手术所致脑卒中的危险为2.3%。由于发现外科手术有显著益处，该研究在随访2.7年后提前结束。估计手术组5年以上同侧脑卒中、所有手术所致的脑卒中或死亡合计发生率为5%，而在药物治疗组为11%（降低了53%的发病危险）。目前尚未见到有关颈动脉内膜切除术与血管内介入治疗的疗效比较研究结果，国内有关这方面的研究资料也有待总结分析。

## 肥胖

肥胖人群易患心脑血管病已有不少研究证据。这与肥胖导致高血压、高血脂、高血糖是分不开的。Miall 等在南威尔士的研究显示，超过标准体重 20% 以上的肥胖者患高血压、糖尿病或冠心病的危险性明显增加。国内对 10 个人群的前瞻性研究表明，肥胖者缺血性脑卒中发病的相对危险度为 2.2。近年有几项大型研究显示，相比于体重指数增高或均匀性肥胖，腹部肥胖与脑卒中的关系更为密切。Walker 等调查了 40~75 岁的 28643 名男性健康自由职业者，在调整了年龄等其他影响因素后，相对于低体重指数的男性而言，高体重指数者患有脑卒中的相对危险度为 1.29；但以腰/臀围比进行比较时，其相对危险度为 2.33。有人研究了女性超重和脑卒中之间的关系，发现随着 BMI 的增加，其缺血性脑卒中的相对危险也随之增加：BMI 在 27~28.9 时，相对危险度为 1.75；BMI 在 29~31.9 时，为 1.90；BMI 在 32 以上时，为 2.37。还有一些证据显示，18 岁以后体重增加也会增加缺血性脑卒中的危险。因此，认为男性腹部肥胖和女性 BMI 增高是脑卒中的一个独立危险因素。

## 其他危险因素

### 1. 高同型半胱氨酸血症

根据美国第三次全国营养调查和 Framingham 病例对照研究的数据分析结果，高同型半胱氨酸血症与脑卒中发病有相关关系。高半胱氨酸血症的血浆浓度随年龄增长而升高，且男性高于女性。一般认为（国外标准）空腹血浆半胱氨酸水平在 5~15 μmol/L 属于正常范围，≥16 μmol/L 可认定为高半胱氨酸血症。美国研究提出高半胱氨酸血症的人群特异危险度：男性 40~59 岁为 26%，≥60 岁为 35%；女性 40~59 岁为 21%，≥60 岁为 37%。目前，国内有关同型半胱氨酸与脑卒中关系的前瞻性研究或病例对照研究可查资料不多，尚需进一步研究。叶酸与维生素 $B_6$ 和维生素 $B_{12}$ 联合应用，可降低血浆半胱氨酸水平，但是否可减少脑卒中发生目前还不清楚，所以建议一般人群应以饮食调节为主，高半胱氨酸血症患者可考虑应用叶酸和维生素 B 族予以治疗。

### 2. 代谢综合征

代谢综合征是一种近期被认识并引起广泛重视的综合征，1988 年由 Reaven 首次提出，1999 年被世界卫生组织完善。其特征性因素包括腹型肥胖、血脂异常、血压升高、胰岛素抵抗（伴或不伴糖耐量异常）等。胰岛素抵抗是其主要的病理基础，故又被称为胰岛素抵抗综合征。由于该综合征聚集了多种心脑血管病的危险因素，并与新近发现的一些危险因素相互关联，因此，对其诊断、评估以及适当的干预有重要的临床价值。美国国家胆固醇教育计划专家组第三次报告实施纲要将代谢综合征作为降低风险治疗的次要目标，并提出了诊断标准。对代谢综合征的治疗目标在于：①控制其病因（如肥胖、体力活动过少）；②治疗与之同时存在的非脂质和脂质危险因素。

### 3. 缺乏体育活动

规律的体育锻炼对减少心脑血管病大有益处。研究证明，适当的体育活动可以改善心脏功能、增加脑血流量、改善微循环，也可通过降低升高的血压、控制血糖水平和降低体重等卒中主要危险因素的作用来起到保护性效应。规律的体育活动还可提高血浆 t-PA 活性和 HDL-C 水平，并可使血浆纤维蛋白原和血小板活动度降低。

### 4. 饮食营养不合理

有研究提示，每天吃较多水果和蔬菜的人患卒中的相对危险度约为 0.69（95% 可信区间为 0.52~0.92）；每天增加 1 份（或 1 盘）水果和蔬菜，可使卒中的危险性降低 6%。我国居民的饮食习惯与西方人差异较大，近年来由于生活水平的普遍提高，饮食习惯正在发生明显变化，人们吃动物性食物的比例明显上升，特别是脂肪的摄入量增长较快。脂肪和胆固醇的过多摄入可加速动脉硬化形成，继而影响心脑血管的正常功能，导致脑卒中。另外，我国居民特别是北方人的盐摄入量远高于西方人，食盐量过多可使血压升高并促进动脉硬化形成，中国、日本以及欧洲的一些研究都确认食盐量与脑卒中的发生密切相关。

### 5. 口服避孕药

关于口服避孕药是否增加脑卒中的发生率，目前并无定论。多数已知的脑卒中与口服避孕药有关的报道源于早期高剂量的药物制剂研究，对雌激素含量较低的第二代和第三代口服避孕药的多数研究并未发现脑卒中危险性增加。但 35 岁以上的吸烟女性，同时伴有高血压、糖尿病、偏头痛或以前有血栓病事件者，如果应用口服避孕药可能增加卒中危险。故建议伴有上述脑血管病危险因素的女性尽量避免长期应用口服避孕药。

### 6. 促凝危险因素

目前认为与脑卒中密切相关的主要促凝危险因素包括血小板聚集率、纤维蛋白原、凝血因子Ⅶ等。调控促凝危险因素对心脑血管疾病的预防具有不可忽视的作用，但促凝危险因素（或称高凝状态）与脑卒中的确切关系仍需进一步研究。

##  推测脑卒中的发生概率

前面提到了众多的卒中危险因素，这些危险因素叠加在一起就大大增加了罹患脑卒中的风险。在现实生活中，随着我国人民生活水平的不断提高，营养过剩及不良的生活方式使伴有一个以上脑卒中危险因素的人群不断扩大，因此，识别那些可能发生但尚未察觉到其脑卒中风险的高危个体，用科学的方法对其进行远期脑卒中发生概率的评估并进行早期预防，就显得非常重要与紧迫。

目前，科学家已经进行了有效的尝试，他们对部分代表性人群进行危险因素评估并长期跟踪随访，通过分析获得脑卒中风险评价量表。这些评价量表简单易行，为人们进行脑卒中风险筛查及预测并指导进一步检查及预防提供了有效方法。比较经典的是脑卒中风险评估，包括Framingham卒中风险预测量表。

#  改良 Framingham 卒中风险预测量表

Wolf 教授对英国佛明翰地区 55~84 岁既往无脑卒中病史的老年人进行了脑卒中危险因素（这些危险因素包括年龄、血压、吸烟、糖尿病、心脏病史、心房颤动、左心室肥大等）的评估及长期随访，统计随访过程中的脑卒中事件的发生率，从而通过建立科学的数据模型设计了预测脑卒中危险度的 Framingham 卒中风险预测量表，并将量表向外推广到其他人群，用以估计中老年正常人群的 10 年脑卒中发生概率。改良 Framingham 卒中风险预测量表（分男性、女性两种）如下。

两个表格分别列举了男性和女性不同参数在 Framingham 卒中风险预测量表的分值，评分等于所有参数评分之和。最小评分为 0 分，男性最大评分为 40 分，女性最大评分为 44 分。最后一个表格为男女性不同评分所预测的 10 年脑卒中概率。把每个患者的情况对应表格最上面的分数累加起来，得到相应的 10 年脑卒中风险率。例如，一位 64 岁的老年女性（3 分）、收缩压为 138 mmHg（4 分）、无糖尿病（0 分）、不吸烟（0 分）、无心血管病（0 分）或心房颤动（0 分）、有左心室肥大（6 分），总分是 13 分，对应着 11% 的 10 年脑卒中风险率。

## 男性不同参数的得分

| 因素 | 分值 | | | | | | | | | | |
|---|---|---|---|---|---|---|---|---|---|---|---|
| | 0 | +1 | +2 | +3 | +4 | +5 | +6 | +7 | +8 | +9 | +10 |
| 年龄（岁） | 54~56 | 57~59 | 60~62 | 63~65 | 66~68 | 69~72 | 73~75 | 76~78 | 79~81 | 82~84 | 85 |
| 未治疗时收缩压（mmHg） | 95~105 | 106~115 | 116~125 | 126~135 | 136~145 | 146~155 | 156~165 | 166~175 | 176~185 | 186~195 | 196~205 |
| 治疗后的收缩压（mmHg） | 95~105 | 106~112 | 113~117 | 118~123 | 124~129 | 130~135 | 136~142 | 143~150 | 151~161 | 162~176 | 177~205 |
| 糖尿病 | 否 | | 是 | | | | | | | | |
| 吸烟 | 否 | | | 是 | | | | | | | |
| 心血管病 | 否 | | | | 是 | | | | | | |
| 心房颤动 | 否 | | | | 是 | | | | | | |
| 左心室肥大 | 否 | | | | | 是 | | | | | |

## 第三章 脑卒中高危人群的识别与预防

女性不同参数的得分

| 因素 | 分值 | | | | | | | | | | |
|---|---|---|---|---|---|---|---|---|---|---|---|
| | 0 | +1 | +2 | +3 | +4 | +5 | +6 | +7 | +8 | +9 | +10 |
| 年龄（岁） | 54~56 | 57~59 | 60~62 | 63~65 | 66~68 | 69~72 | 73~75 | 76~78 | 79~81 | 82~84 | 85 |
| 未治疗时收缩压（mmHg） | | 95~106 | 107~118 | 119~130 | 131~143 | 144~155 | 156~167 | 168~180 | 181~192 | 193~204 | 205~216 |
| 治疗后的收缩压（mmHg） | | 95~106 | 107~113 | 114~119 | 120~125 | 126~131 | 132~139 | 140~148 | 149~160 | 161~204 | 205~216 |
| 糖尿病 | 否 | | | 是 | | | | | | | |
| 吸烟 | 否 | | | 是 | | | | | | | |
| 心血管病 | 否 | | 是 | | | | | | | | |
| 心房颤动 | 否 | | | | 是 | | | | | | |
| 左心室肥大 | 否 | | | | | | 是 | | | | |

男女性不同评分所预测的 10 年脑卒中概率

| 危险度评分 | 男性（%） | 女性（%） |
|---|---|---|
| 1 | 3 | 1 |
| 2 | 3 | 1 |
| 3 | 4 | 2 |
| 4 | 4 | 2 |
| 5 | 5 | 2 |
| 6 | 5 | 3 |
| 7 | 6 | 4 |
| 8 | 7 | 4 |
| 9 | 8 | 5 |
| 10 | 10 | 6 |
| 11 | 11 | 8 |
| 12 | 13 | 9 |
| 13 | 15 | 11 |
| 14 | 17 | 13 |
| 15 | 20 | 16 |
| 16 | 22 | 19 |
| 17 | 26 | 23 |
| 18 | 29 | 27 |
| 19 | 33 | 32 |
| 20 | 37 | 37 |
| 21 | 42 | 43 |
| 22 | 47 | 50 |
| 23 | 52 | 52 |
| 24 | 57 | 57 |
| 25 | 63 | 63 |
| 26 | 68 | 68 |
| 27 | 74 | 74 |
| 28 | 79 | 79 |
| 29 | 84 | 84 |
| 30 | 88 | 88 |

尽管目前已有一些脑卒中风险评价工具，但是这些评价工具仍然有局限性。首先，危险因素间相互作用的复杂性以及根据年龄、性别、人种/种族和地理位置分层的某些危险因素的影响都不能完全通过任何一种现有的总体风险评价工具获得。其次，这些工具往往集中于某些因素，通常并不包括所有可能的促成因素。

##  脑血管的评估

脑卒中危险因素之所以会引起脑卒中，归根到底是因为各种危险因素导致了脑血管的退变及破坏，因此在关注脑卒中危险因素的同时，更应关注与脑卒中发生直接相关的脑血管状况。下面简单介绍脑动脉的常规及特殊的评估方法。

### 血管检查——一般检查

标准的血管检查包括触诊、血压测量和脑血管听诊。

（1）触诊：标准的触诊包括双侧颈动脉和桡动脉，比较双侧搏动的对称性。正常双侧是对称的、搏动有力。如果一侧搏动减弱，提示可能存在局部狭窄或闭塞；如果颈动脉一侧搏动减弱，提示颈动脉可能有狭窄，同时在颈动脉触诊时，应注意有无因杂音

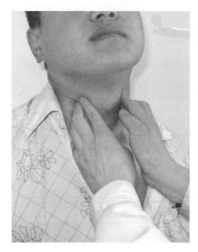

双侧颈动脉触诊

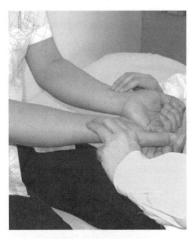 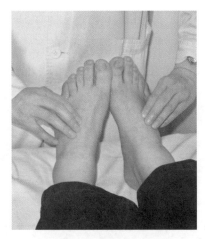

双侧桡动脉触诊　　　　　双侧足背动脉触诊

带来的颤动；桡动脉搏动减弱，提示同侧锁骨下动脉可能存在狭窄；足背动脉搏动减弱，提示同侧股动脉可能存在狭窄。

（2）**血压测量**：脑血管病的血压测量必须是双侧血压同时测量，正常情况下双侧血压对称。如果双侧收缩压相差 20 mmHg 以上，低的一侧可能存在同侧锁骨下动脉狭窄或闭塞，或者存在大

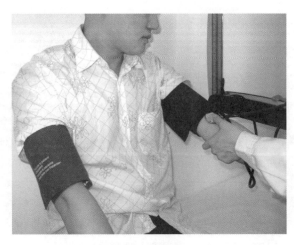

测量双上肢血压

动脉炎的情况。当怀疑患者存在自主神经功能障碍时，还需要测量卧立位血压，卧立位血压相差 20 mmHg 以上，可疑自主神经功能异常；相差 30 mmHg 以上，说明存在自主神经功能异常。

（3）脑血管听诊要掌握以下几个要点：①选择合适的听诊器，一般使用钟形听诊器，而不是隔膜式听诊器；②掌握正确的听诊部位，标准听诊区有 4 个，包括颈动脉听诊区、椎动脉听诊区、锁骨下动脉听诊区和眼动脉听诊区；③如果有杂音出现，要区分是听诊动脉的杂音还是其他动脉或者心脏传导过来的杂音；④颈动脉和锁骨下动脉听诊时，如果没有听到杂音，可通过加压的方式诱发；⑤除杂音外，与对侧相比声音减弱也是重要的狭窄征象。

血管的一般检查简单易行、无创，是初步筛查血管狭窄的重要方法。但这种方法存在很大的局限性，首先，此项检查为神经病学专科医生掌握的基本技能之一，检查者要有一定的技能与经验，需要进行专业培训；其次，这种方法为间接诊断方法，只有严重狭窄的动脉才会产生明显的血管杂音，而较轻的动脉狭窄不能检出，因此血管狭窄的检出率较低。

## 无创辅助检查

（1）经颅多普勒（TCD）检查：即人们熟知的脑血流图检查，通过探测血管内血流速度的变化间接推断相关血管狭窄的部位、程度、范围以及侧支循环状态的指标，以反映脑血管功能状态。TCD 技术是无创检测脑动脉血流动力学状态，为深入认识颅内血流的生理和病理生理学变化提供了可能。TCD 主要的应用范围有脑供血动脉狭窄或闭塞及侧支循环建立、颅内压增高和脑死亡、脑血流自动调节、微栓子监测等。此项检查常规应用于脑供血动脉狭窄或闭塞及侧支循环建立评估。

（2）**颈部血管超声检查**：利用超声技术直观地检测颈动脉及其他颅外动脉走行、管腔有无扩张或狭窄、动脉内膜是否增厚（如动脉粥样硬化斑块形成）、血管腔壁是否光滑、斑块回声情况等。颈部血管超声检查的适应证包括：①颈动脉粥样硬化症，包括颈动脉狭窄、闭塞；②椎动脉病变，如椎动脉狭窄、闭塞，锁骨下动脉窃血综合征等；③动脉炎，如多发性大动脉炎、血栓闭塞性脉管炎等；④颈动脉栓塞和血栓等；⑤颈动脉术后的观察随访，如颈动脉支架、内膜剥脱术后的长期临床随访观察等。颈部血管超声采用无创性检查方法，可早期发现动脉血管病变的存在并及时进行治疗，是预防和减少血管病发病的有效手段，具有重要的临床意义。颈部血管超声可以无创性检测颅外动脉病变，具备操作简便、可重复性强、经济实用、容易被患者接受等特点，可为颈动脉粥样硬化性病变治疗方法的选择提供客观的血流动力学依据。

（3）**磁共振血管造影（magnetic resonance angiography，MRA）检查**：是利用血流本身的流动效应使血管显像，对正常脑动脉的显示和对异常血管的显示有很好效果。

（4）**对比增强磁共振成像（contrast enhancement MRA，CE-MRA）**：相对于 MRA 检查，CE-MRA 是在进行核磁共振检查的同时，用高压注射器在被检查者血管内注入对比剂（为钆制剂）以增加动脉的显影效果，CE-MRA 对血管腔的显示比单纯 MRA 更为可靠，出现血管狭窄假象的概率明显减少，血管狭窄程度的反映比较真实；与 CT 血管成像类似，其可靠性与传统数字减影血管造影非常接近，但与 DSA 相比具有无创、对比剂更为安全、对比剂用量少、价格便宜等优点。

（5）CT 血管成像（CTA）：CT 血管造影使用多层螺旋 CT 重建技术，通过静脉内注射对比剂，在血管内对比剂浓度达到高峰时快速完成特定范围扫描，通过 CTA 重建软件显示全身各部位的血管影像。

## 有创辅助检查

数字减影血管造影（digital substraction angiography，DSA）依靠计算机成像技术对颅骨和软组织进行"减影"，单独显示血管影像，已被广泛应用于脑血管病的诊断与治疗，对颅内动脉瘤、脑血管畸形的诊断准确率高，被认为是脑血管病诊断的金标准。DSA 具有很好的空间分辨率，可以显示直径 0.5 mm 的脑血管，清晰显示脑血管各级分支的大小、位置、形态和变异。

# 预防脑卒中的发生

一级预防也称为病因预防，是针对未发病人群进行的预防措施，可以用成语"未雨绸缪"来理解。在这一阶段，疾病并未发生，但脑血管病的危险因素已经存在，这些都会增加疾病发生的危险。在这一阶段，虽然年龄、性别等因素不能改变，但是通过对可改变危险因素的干预，可以大大降低脑卒中的发生风险。下面列举常见脑卒中危险因素的识别和干预措施。

# 高血压

高血压的治疗目标主要是提高控制率以减少脑卒中等并发症的发生。患者收缩压与舒张压的达标同等重要，且重点应放在收缩压的达标上。健康的生活方式对预防高血压非常重要，是防治高血压必不可少的组成部分，对血压水平在正常高值的人群尤为重要。早期或轻度高血压患者应首先采用改变生活方式治疗，3个月效果仍不佳者，应加用抗高血压药物治疗。一旦患者开始应用抗高血压药物治疗，多数需要按时随诊，及时调整用药或剂量，直至达到目标血压水平。具体方法及要求与《中国高血压防治指南》一致。

**高血压的分类**

| 类 别 | 收缩压（mmHg） | 舒张压（mmHg） |
| --- | --- | --- |
| 理想血压 | <120 | <80 |
| 正常血压 | <130 | <85 |
| 正常高值 | 130~139 | 85~89 |
| 1级高血压（轻度） | 140~159 | 90~99 |
| 亚组：临界高血压 | 140~149 | 90~94 |
| 2级高血压（中度） | 160~179 | 100~109 |
| 3级高血压（重度） | ≥180 | ≥110 |
| 单纯收缩期高血压 | ≥140 | <90 |
| 亚组：临界收缩期高血压 | 140~149 | <90 |

推荐意见：①30岁以上人群每年至少测量血压1次，高血压患者应经常测量血压，以调整服药剂量。②早期或轻度高血压患者首先采用改变生活方式治疗，3个月效果仍不佳者，应加用抗高

血压药物治疗；中度以上高血压患者除应改进饮食习惯和不良生活方式外，应进行持续性的、合理的药物治疗。③降压目标：普通高血压患者应将血压降至＜140/90 mmHg；伴有糖尿病或肾病患者最好降至＜130/80 mmHg；老年人（＞65岁）收缩压可根据具体情况降至＜150 mmHg，如能耐受，还可进一步降低（Ⅰ级推荐）。④正常高值血压（120~139/80~89 mmHg）如伴有充血性心力衰竭、心肌梗死、糖尿病或慢性肾衰者，应给予抗高血压药物治疗。

## 心脏病

### 1. 心房颤动

心房颤动患者依据年龄及相关的血管疾病，脑卒中的绝对风险有20倍的波动。2006年8月美国心脏病学会/美国心脏病协会和欧洲心脏病协会联合公布的新版《心房颤动治疗指南》，以及中国心房颤动诊断与治疗的中国专家共识，均强调心房颤动患者应采用脑卒中危险分层作为抗栓策略的依据，危险分层有助于确定给予患者口服抗凝剂或是阿司匹林治疗。是否进行抗凝治疗，主要应考虑患者出血的危险性、患者意愿以及对凝血状况监测的条件。

推荐意见：①40岁以上的成年人应定期体检，早期发现心房颤动、确诊为心房颤动的患者应积极治疗；②应根据心房颤动患者绝对危险因素分层、出血风险评估、患者意愿以及当地医院是否可以进行必要的抗凝监测，决定进行何种抗栓治疗；③无其他脑卒中危险因素的心房颤动患者，年龄小于60岁且没有其他心脏病或任何一种血栓栓塞危险因素（低危患者）的心房颤动患者，推荐采用75~325 mg/d阿司匹林预防脑卒中；④除禁忌证外，有任何一种中度危险因素的心房颤动患者，可以选择阿司匹林（75~325 mg/d）或华法林治疗（国际标准化比率控制在2.0~3.0，Ⅰ级推荐）；⑤除禁忌证外，有任何一种高危因素或2种中危因素的心房颤动患者，应选择华法林抗凝治疗（国际标准化比率控制在2.0~3.0）；⑥置换金属瓣膜的心房颤动患者，选择华法林抗凝（国际标准化比率控制在2.5~3.5）；⑦有口服抗凝剂治疗禁忌证的心房颤动患者，或就诊医院无条件进行国际标准化比率监测，不应使用华法林抗凝。对中、低危脑卒中风险的心房颤动患者，推荐使用抗血小板治疗（阿司匹林150~325 mg/d）。对脑卒中高风险的心房颤动患者，使用阿司匹林（75~100 mg/d）联合氯吡格雷（75 mg/d）的治疗效果优于单用阿司匹林（Ⅱ级推荐，B级证据），但可增加出血风险。

### 2. 其他心脏疾病

除心房颤动外，其他类型心脏病也可能增加血栓性卒中的危险。美国一项前瞻性研究结果表明，无论血压水平如何，心脏病患者发生卒中的危险比无心脏病者高2倍以上。在年轻患者中，潜在性心源性栓塞与40%病因不明的卒中有关。另有研究显示，卒中的发病率与心脏射血分数成反比，射血分数＜29%的心肌梗死患者与射血分数＞35%的患者相比，相对风险度为1.86（P=0.01，射血分数每降低5%，卒中的危险度增加18%）。

推荐意见：①成年人应定期体检，早期发现心脏病、确诊为心脏病的患者应积极治疗，同时应根据患者的总体情况及可能存在的其他危险因素制订具体预防方案；②伴有左心室附壁血栓或室壁运动障碍的心肌梗死后 ST 段升高患者，可考虑应用华法林预防脑卒中。

## 血脂异常

患者的治疗性生活方式改变是治疗血脂异常的首要步骤，必须贯穿治疗的全过程，包括减少饱和脂肪酸（＜总热量的7%）和胆固醇（＜200 mg/d）的摄入、选择能加强降低低密度脂蛋白胆固醇（LDL-C）效果的食物［如植物甾醇（2 g/d）和可溶性黏性纤维（10~25 g/d）］、戒烟、减轻体重、增加有规律的体力活动等。药物选择应根据患者的血脂水平以及血脂异常的分型决定。治疗过程中应严格监测药物不良反应，包括肝肾功能；必要时，测试肌酶，避免发生肌纤维溶解症的副作用。

推荐意见：①40岁以上男性和绝经期后女性应每年进行血脂检查；缺血性脑血管病等高危人群，有条件者建议定期（6个月）检测血脂。②血脂异常患者依据其危险分层决定血脂的目标值。首先应进行治疗性生活方式改变并定期复查血脂；改变生活方式无效者，采用药物治疗，药物选择应根据患者的血脂水平以及血脂异常的分型决定。③糖尿病伴心血管病患者为脑血管病极高危状态，此类患者不论基线 LDL-C 水平如何，均提倡采用他汀类药物治疗，将 LDL-C 降至 2.07 mmoVL 以下或使 LDL-C 水平比基线时下降 30%~40%。④冠心病患者及高血压高危患者即使 LDL-C 水平正常，也应改变生活方式和给予他汀类药物治疗。

# 第四章

# 脑卒中发生时的表现

第四章 脑卒中发生时的表现

 **脑的功能**

　　脑由大脑、间脑、脑干和小脑等部分组成，人类的不断进化使得脑的功能不断分化，不同的区域行使不同的功能。脑卒中通常引起不同脑结构和组织受损，继而出现不同的症状表现。下面，我们简单介绍脑的解剖、功能以及损伤不同部位后的症状和临床表现。

### 大脑

　　大脑半球的表面由大脑皮质所覆盖，内部为白质、基底节及侧脑室。大脑半球由大脑纵裂分隔左右对称分布，每侧大脑半球表面是大脑皮质形成的脑沟和脑回，根据表面的标志，大致将大脑皮质分为额叶、顶叶、颞叶、枕叶和岛叶。下面简单介绍一下大脑不同区域的功能以及损伤后的表现。

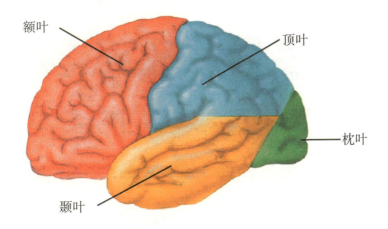

## 1. 额叶

额叶位于大脑半球最前端，占大脑半球表面的1/3，其主要功能与语言、随意运动和高级精神活动有关。

额叶损伤后的常见表现有：

（1）**运动障碍**：损伤运动区可导致对侧肢体、面部、舌的运动障碍，严重而广泛的损伤可能出现偏瘫，也可导致排尿、排便障碍，进而引起尿失禁。

（2）**精神症状**：主要为痴呆和人格改变。表现为记忆力特别是近记忆力衰退，注意力不集中，自知力、判断力及定向力下降等。人格改变表现为表情淡漠、反应迟钝、呈无欲状及行为幼稚等。

（3）**运动型失语（左侧大脑）**：表现为语言表达障碍，患者能够理解语言的意义，但不能用语言表达或者表达不完整。

（4）**书写不能（左侧大脑）**：表现为会拿笔，但不会用笔书写文字，也叫失写症。

## 2. 顶叶

顶叶位于大脑半球的中部，主要功能有感觉、复杂动作和劳动技巧、阅读等。

顶叶损伤后的表现有：

（1）**病灶对侧肢体复合性感觉障碍**：如实体觉、位置觉、两点辨别觉和皮肤定位觉的减退和缺失。

（2）**体象障碍**：指对身体各部位的存在、空间位置及相互关系的认识发生障碍。比如认为自己一侧肢体（胳膊等）不存在，或者感觉到有3支胳膊等表现。

（3）**失用症**：在无运动或感觉障碍时，不能完成有目的的或精细的动作。比如在没有肢体瘫痪的情况下不能完成写字、扣衣扣、弹琴、穿针等精细动作。

顶叶损伤也可出现计算不能（失算症）、手指失认、左右辨别不能（左右失认症）、书写不能（失写症）等症状。

### 3. 枕叶

枕叶为大脑半球后部的小部分，主要与视觉功能有关。

枕叶损害主要引起视觉障碍，破坏性病变可出现视野缺损，视野缺损的类型取决于视皮质损害范围的大小。双侧视觉中枢病变产生皮质盲，表现为全盲，患者完全看不到东西。单侧视中枢病变可产生偏盲，特点为病变对侧视野同向性偏盲。如果为部分损伤，可出现象限盲（即 1/4 视野缺损）。

### 4. 颞叶

颞叶位于外侧裂的下方，主要功能包括语言、听觉、嗅觉、记忆、联想以及精神和行为等。

颞叶损害主要引起以下症状：

（1）**感觉性失语（优势半球）**：特点为患者听觉正常，能听见对方和自己说话的声音，但不能理解说话的含义。

（2）**命名性失语（优势半球）**：对于一个物品，患者能说出它的用途，但说不出它的名称。如对钥匙，只能说出它是"开门用的"，但说不出"钥匙"名称，如果告诉患者这是"钥匙"，患者能复述，但很快又忘掉。

此外，颞叶损伤也可出现癫痫（羊角风）、精神症状、人格改变、情绪异常、记忆障碍、精神迟钝以及表情淡漠等症状。

### 5. 岛叶

岛叶的功能与内脏感觉和运动有关。刺激人的岛叶，可以引起内脏运动改变，如唾液分泌增加、恶心、呃逆、胃肠蠕动增加和饱胀感等。岛叶损伤多引起内脏运动和感觉障碍。

### 6. 内囊

内囊是被大脑皮层包裹的宽厚的脑白质层。因为大脑皮层发出的纤维都汇聚到此向下传导，且此处的血液供应为易出血的豆纹动脉，因此，内囊易破坏造成严重残疾，常见为"三偏征"，即偏瘫、偏盲、偏身感觉障碍。

## 小脑

小脑主要维持躯体平衡，控制姿势和步态，调节肌张力，协调随意运动的准确性。

小脑损伤的症状主要为平衡障碍，表现为视物旋转，躯干不能保持直立姿势，站立不稳、向前或向后倾倒，行走时两脚分开、步态蹒跚、左右摇晃，呈醉酒步态，睁眼并不能改善。也可表现为精细动作比粗略动作笨拙，可见眼球震颤，说话不清。

## 脑干

脑干有反射与传导两种功能。脑干结构内存在重要反射中枢，如心血管活动中枢、呼吸中枢等。脑干同时负责完成角膜反射、咽反射、瞳孔对光反射等反射功能。此外，脑干中存在颅神经的起始核团，调控颅神经的基本功能。

脑干损伤可表现为交叉瘫。脑干病变大都出现交叉性瘫痪，即病灶侧脑神经周围性瘫痪和对侧肢体中枢性瘫痪、呼吸心跳消失以及相关反射消失。

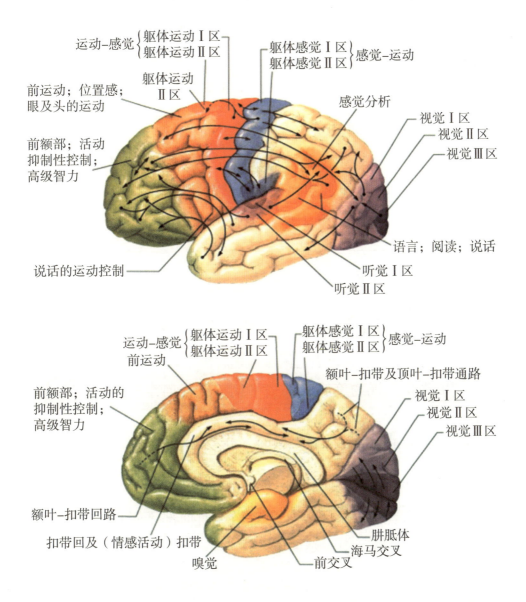

##  脑卒中的早期识别

对于缺血性脑卒中，时间至关重要，时间就是大脑。目前认为应在4.5小时治疗时间窗内进行及时有效的缺血再灌注和脑保护等抢救治疗，称为超早期治疗。早期有效灌注可以防止复发和并发症，最大限度地康复神经，并能改善患者预后，因此，早期发现患者临床表现并及时转送医院尤为重要。

### 1.脑卒中的早期表现

（1）症状突然发生（脑梗死通常是早晨睡起发现肢体活动不好，脑出血、蛛网膜下腔出血通常是活动状态下起病）。

（2）身体一侧或双侧上肢、下肢出现无力、麻木、笨拙、沉重或瘫痪。

（3）一侧面部麻木或口角歪斜。

（4）双眼向一侧凝视。

（5）单眼或双眼突发视力模糊，或视力下降，或视物成双。

（6）发音不清、言语表达困难或理解困难，饮水呛咳。

（7）头晕，视物旋转、失去平衡，或任何意外摔倒，或步态不稳。

（8）突然出现既往少见的严重头痛。

### 2.脑卒中的早期识别方法

（1）让患者微笑一下：如患者微笑时面部不对称、一侧不能微笑，提示患者脑卒中，是面瘫的标志。

（2）让患者双手平举保持10秒钟：如果患者上肢水平90度抬举无法坚持10秒钟而下降或坠落，或下肢水平抬举45度无法坚持5秒而下降或坠落，视为肢体力弱。

（3）让患者说一句较长的话：如果有困难或找不到词，提示有语言障碍。

（4）当具有脑卒中危险因素（如高血压、心脏病、糖尿病等）者出现上述表现时，高度怀疑脑卒中，应立即送往医院。

第五章

# 时间就是大脑：
# 脑卒中的早期救治

第五章 时间就是大脑：脑卒中的早期救治

##  脑卒中的急救

2006年，美国科研人员报道，在常见的急性脑梗死中，每小时损毁的脑组织数量约是1.2亿个神经元、8300亿个神经突触、714 km长的有髓神经纤维；而且，与正常脑组织神经元退化损失相比，脑卒中后如不及时治疗，相当于脑组织每小时老化3.6年。因此，一旦怀疑出现脑卒中，就应该尽快诊断和治疗，万不可心存侥幸，期望神经组织自行修复。

从前几章中，我们已经了解到脑卒中分为出血性脑卒中和缺血性脑卒中两大类，这两类疾病的治疗方法是截然不同的。因此，在未作出正确诊断之前，不可盲目用药，但在等待急救人员到来之前，发病现场人员根据患者症状采取正确且合理的急救措施也是非常必要的。

### 脑卒中的现场急救

《中国急性缺血性脑卒中诊治指南（2010）》指出，当患者突然出现以下情况时，应考虑脑卒中的可能：①一侧肢体（伴或不伴面部）无力或麻木；②一侧面部麻木或口角歪斜；③说话不清或理解语言困难；④双眼向一侧凝视；⑤一侧或双眼视力丧失或模糊；⑥眩晕伴呕吐；⑦既往少见的严重头痛、呕吐；⑧意识障碍或抽搐。

如在家中或办公地点遇到患者发生上述几种情况时，家属或同事万不可惊慌。此时需要立即给予患者必要的帮助，首先要对患者进行简单的处置，即摆好体位；其次拨打急救电话。具体来说，对于昏迷的患者，可将患者的头偏向一侧，防止痰液或呕吐物回流，误吸入气管造成窒息。若患者鼾声明显，提示其气道被下坠的舌根堵住，此时应抬起患者下颌，使之成仰头姿势，同时用毛巾随时擦去患者的呕吐物，或者让患者侧卧位。应使患者仰卧，可不放枕头或将头肩部稍垫高，使下颌略微仰起，解开领口纽扣、领带、裤带、胸罩等，如有义齿也应取出。如果患者是清醒的，要注意安慰患者，缓解其紧张情绪。如果在家中有血压计，可以给患者测量一下血压并记录下来。接着打电话给急救中心寻求帮助，在没有医生明确诊断之前，切勿擅自给患者服药，特别是降压药物。

急救人员到达现场后，将迅速地进行简要评估和必要的急救处理，同时急救人员将询问现场目击者及家属等，尽快获取患者的简要病史，如症状开始时间、发病时的表现、近期患病史、既往病史、近期用药史，以便迅速判断疾病性质，给予必要处理，并将患者送至附近有条件诊治的医院。

## 选择有条件的医院及转运方式

选择一家有条件的医院是至关重要的。最好选择有绿色通道的医院，通常需要具备以下条件：①具备供24小时/7天使用的CT；②能够实施静脉溶栓；③最好设有卒中单元或者神经内科病房；④最好设有神经外科，能够施行颅内血肿清除术。多数人不太容易判断一个正确的医院，一个简单的方法就是要选择大型综合医院，比如国家的大型三级甲等医院；二是要选择综合医院，不要选择专科医院；三是一定要去最近的医院。

随着经济水平的提高，汽车已成为平民化的交通工具，很多人选择用私家车运送患者去医院，其实这样是非常不合适的。首先，不适当地搬动患者有可能导致患者病情加重；其次，鉴于交通拥堵，急救车可以更快地到达医院；第三，急救车上有专业的急救医护人员，备有抢救药品和仪器，可以为患者进行必要的处理。

在脑卒中的急诊救治方面，经常有一种提法叫作院前延误，是指缺血性脑卒中患者错过溶栓时间窗（在我国一般为发病4.5~6小时以内，在欧美国家一般为4.5小时以内）。目前，我国只有16%的脑梗死患者在3小时内到达医院，我国的溶栓率仅为1.3%左右，而在欧美可以达到10%。错过溶栓时间窗最主要的原因就是院前延误，导致院前延误的原因有很多，最常见的是以下四点：首先是对早期症状的认识不足；其次是心存侥幸，15%左右的缺血性脑卒中患者开始为短暂性脑缺血发作（就是发作时间短暂，一般持续10~15分钟，很少超过1小时，可以完全恢复而不遗留症状），患者觉得症状可以自行恢复、不用治疗，还有一部分患者发病时症状较轻，觉得可以自行观察，待症状加重再去医院；第三是选择了不适当的交通工具，没有呼叫急救系统，在少数发达国家甚至会使用直升机转运患者；第四是远离医院，尤其是远离具备溶栓能力的医院。当然，还有一些其他原因导致院前延误，在此不再论述。

## 急诊室的检查与处理

患者被送入急诊室后，将接受进一步的检查与治疗。由于急性缺血性脑卒中溶栓治疗时间窗非常有限，而急性缺血性脑卒中与脑出血症状有很大的相似性，因此，迅速评估病情和诊断对治疗的选择及预后的影响至关重要。

### 1. 诊断

（1）采集病史和体格检查。

（2）对于怀疑脑卒中的患者，一般的临床诊断和评估思路是这样的：①首先判断是否为脑卒中，注意发病形式、发病时间，排除脑外伤、癫痫后状态、瘤卒中、高血压脑病、血糖异常等，进行必要的实验室检查；②要判断是缺血性还是出血性脑卒中，所有疑为脑卒中者都应尽快进行脑影像学（CT或MRI）检查，明确出血性脑卒中或缺血性脑卒中的诊断；③对于诊断为缺血性脑卒中的患者，考虑是否适合溶栓治疗、发病时间是否在4.5~6小时内、有无溶栓适应证。

### 2. 处理

在急诊室，医护人员会监测患者的基本生命功能，如气道和呼吸、心脏监测和心脏病变处理、血压和体温等。当基本生命体征不稳定时（如呼吸、心率不稳定，颅内压升高，严重血压异常、血糖异常、体温异常，癫痫等），会进行紧急处理。

### 3. 实验室及影像检查选择

医生会对疑似脑卒中患者进行常规实验室检查，以排除类脑卒中或其他病因。超早期检查最重要的原则是不能单纯为了完善检查而延误治疗，因此，选择正确的检查也是非常必要的，尤其是对于缺血性脑卒中患者。而此后完善相关检查对脑卒中的病因治疗及日后的预防复发具有重要价值。

所有患者都应做的检查包括：①脑CT或MRI平扫；②血糖、血脂、肝肾功能和电解质；③心电图和心肌缺血标志物；④全血计数，包括血小板计数；⑤凝血功能；⑥氧饱和度；⑦胸部X线检查。通过这些检查，医生可以初步判断患者是否为脑卒中及其类型，也为下一步的治疗提供信息。

在有些情况下，医生可能会做更多检查，以便进一步的诊断与处理，这些检查包括毒理学筛查、血液酒精水平、妊娠试验、动脉血气分析、腰穿、脑电图等。

## 病房里的诊断与处理

### 1. 卒中单元

卒中单元是组织化管理住院脑卒中患者的医疗模式，是把传统治疗脑卒中的各种独立方法，如药物治疗、肢体康复、语言训练、心理康复、健康教育等，组合成一种综合的治疗系统。Cochrane系统评价（纳入23个试验，4911例患者）已证实卒中单元可明显降低脑卒中患者的病死率和致残率。

那么如何实施卒中单元呢？卒中单元不单是治疗脑卒中患者的病房，而是一种治疗理念，不同级别的医院都应开展这种新的治疗模式。卒中单元的治疗不需要特别的设备和空间，只需要一个理念，包括四个方面：①要有规范化的治疗；②康复的早期介入，这要求康复师在发病早期就要参与对急性发病患者的治疗；③多学科密切合作；④培训和教育，一方面包括加强每周至少有一次对医务人员培训和新进展的教育，另一方面包括对患者和患者家属每周要有一次健康教育例会，向他们提供必要的防病知识。

美国和中国的急性卒中指南均推荐：收治脑卒中患者的医院应尽可能建立卒中单元，所有脑卒中患者应尽早、尽可能收入卒中单元或神经内科病房接受治疗。

### 2. 获取详细病史和查体

当患者进入卒中单元或者神经内科病房后，为了下一步的治疗，医生将再次采集病史、详细体检以及查看急诊进行的各项检查结果，阅读影像学检查。

（1）医生会详细询问病史，为可能进行的溶栓提供必要信息，其中症状出现的时间最为重要，其他包括神经症状发生和进展特征、心脑血管病危险因素、用药史、药物滥用、偏头痛、痫性发作、感染、创伤及妊娠史等。

（2）一般体格检查与神经系统体检：评估气道、呼吸和循环功能后，立即进行一般体格检查和神经系统体检。

### 3. 脑组织病变与血管病变检查

（1）脑组织病变检查。

- **平扫CT**：急诊平扫CT可准确识别绝大多数颅内出血，并帮助鉴别非血管性病变（如脑肿瘤），是疑似脑卒中患者首选的影像学检查方法。

- **标准MRI**：标准MRI在识别急性小梗死灶及后颅窝梗死方面明显优于平扫CT。可识别亚临床梗死灶，但有费用较高、检查时间长及患者本身禁忌（如心脏起搏器）等局限，且一般医院不能进行急诊检查。

- **多模式MRI**：包括弥散加权成像、灌注加权成像、水抑制成像和梯度回波等。

（2）**血管病变检查**。颅内、外血管病变检查有助于了解脑卒中的发病机制及病因，指导治疗方案的选择。常用检查包括颈动脉超声、经颅多普勒（TCD）、磁共振血管成像（MRA）、CT血管成像（CTA）、数字减影血管造影（DSA）等。颈动脉超声对发现颅外颈部血管病变特别是狭窄和斑块很有帮助；TCD可检查颅内血流、微栓子及监测治疗效果；MRA和CTA可提供有关血管闭塞或狭窄的信息；DSA是当前血管病变检查的金标准，主要缺点是有一定的创伤和风险。

# 缺血性脑卒中的急性期诊断与治疗

## 诊断流程

急性缺血性脑卒中也就是脑梗死，其诊断流程应包括5个步骤：①是否为脑卒中，排除非血管性疾病；②是缺血性脑卒中还是出血性脑卒中，进行脑CT或MRI；③脑卒中严重程度，根据神经功能缺损量表评估；④如果是缺血性脑卒中，能否进行溶栓治疗，核对适应证和禁忌证；⑤病因分型，参考TOAST标准，结合病史、实验室、脑病变和血管病变等检查资料确定病因。

《中国急性缺血性脑卒中治疗指南（2010）》推荐：①对所有疑似脑卒中患者应进行头颅平扫CT或MRI检查；②在溶栓等治疗前，

应进行头颅平扫 CT 检查；③应进行上述血液学、凝血功能和生化检查；④所有脑卒中患者应进行心电图检查；⑤用神经功能缺损量表评估病情程度；⑥应进行血管病变检查（须在症状出现 6 小时内，不过分强调此类检查）。

## 急性脑卒中的临床诊断

急性缺血性脑卒中的诊断根据：①急性起病；②局灶性神经功能缺损，少数为全面神经功能缺损；③症状和体征持续数小时以上（溶栓可参照适应证选择患者）；④脑 CT 或 MRI 排除脑出血和其他病变；⑤脑 CT 或 MRI 显示有责任梗死病灶。

## 一般处理

合并低氧血症患者应给予吸氧，气道功能严重障碍者应给予气道支持（如气管插管或切开）及辅助呼吸。脑梗死后 24 小时内应常规进行心电图检查，必要时进行心电监护，以便早期发现心脏病变并进行相应处理；避免或慎用增加心脏负担的药物。对体温升高的患者，应明确发热原因、给予对因处理；对体温＞38℃的患者，应给予退热处理。对于不能正常经口进食者，可下胃管鼻饲；持续时间长者，可考虑行经皮内镜下胃造瘘管饲补充营养。

约 40% 的患者存在脑卒中后高血糖，对预后不利。目前公认应对脑卒中后高血糖进行控制，但对采用何种降血糖措施及目标血糖值还无最后结论。一般认为，血糖超过 11.1 mmol/L 时给予胰岛素治疗。有少部分患者脑卒中后发生低血糖，可直接导致脑缺血损伤和水肿加重，对预后不利，故应尽快纠正低血糖。

大约70%的缺血性脑卒中患者急性期血压升高，原因主要包括疼痛、恶心呕吐、颅内压增高、焦虑、病前存在高血压等。多数患者在脑卒中后24小时内血压自发降低。还有部分患者出现低血压，脑卒中患者低血压的可能原因有主动脉夹层、血容量减少以及心输出量减少等，应积极查明原因、给予相应处理，必要时可采用扩容升压措施。

《中国急性缺血性脑卒中治疗指南（2010）》推荐：①准备溶栓者，应使收缩压＜180 mmHg、舒张压＜100 mmHg。②缺血性脑卒中后24小时内血压升高的患者，应先处理紧张焦虑、疼痛、恶心呕吐及颅内压增高等情况。如收缩压＞200 mmHg或舒张压≥110 mmHg，或伴有严重心功能不全等，可予谨慎降压治疗，但要避免血压降得过低。进行脑CT或MRI检查，以排除出血性脑卒中。③有高血压病史且正在服用降压药者，如病情平稳，可于脑卒中24小时后恢复使用降压药物。

## 特异性治疗

### 1. 改善脑部血液循环

（1）溶栓。溶栓治疗是目前最重要、最有效的恢复血流的措施，重组组织型纤溶酶原激活剂（rt-PA）和尿激酶（UK）是我国目前使用的主要溶栓药。目前认为有效抢救半暗带组织的时间窗为发病4.5小时内或6小时内，即对于缺血性脑卒中而言，最有效的治疗时间点就是发病4.5小时内或6小时内，而且时间越短越好。

那么，什么是缺血半暗带呢？通俗地讲，就是处于脑缺血后核心坏死区与外周正常组织之间的受损的处于无功能状态的脑组织。与缺血核心区不同，这部分组织经积极抢救可以恢复功能，但是随着时间的延长（一般为6小时左右），这部分组织也会逐渐坏死、功能不能恢复，这就是为什么我们一直强调尽快就医、尽快转运、尽快诊断、尽快治疗的原因。

● **静脉溶栓**：①超早期的 rt-PA 静脉溶栓的安全性、有效性主要来源于两个临床试验。NINDS 试验显示，3 小时内 rt-PA 静脉溶栓组 3 个月完全或接近完全神经功能恢复者显著高于安慰剂组，两组病死率相似。ECASS Ⅲ 试验显示，在发病后 3~4.5 小时静脉使用 rt-PA 仍然有效。但这两个试验均证实症状性颅内出血发生率治疗组高于对照组。②尿激酶：我国"九五"攻关课题"急性缺血性脑卒中 6 小时内的尿激酶静脉溶栓治疗"试验证实，6 小时内采用国产尿激酶 100 万~150 万 IU 溶栓是相对安全、有效的。③静脉溶栓的适应证：年龄 18~80 岁，发病 4.5 小时以内（rtPA）或 6 小时内（尿激酶），脑功能损害的体征持续存在超过 1 小时且比较严重，脑 CT 已排除颅内出血且无早期大面积脑梗死影像学改变，患者或家属签署知情同意书。④静脉溶栓的禁忌证：既往有颅内出血，近 3 个月有头颅外伤史，近 3 周内有胃肠或泌尿系统出血，近 2 周内进行过大的外科手术，近 1 周内有在不易压迫止血部位的动脉穿刺；近 3 个月内有脑梗死或心肌梗死史；严重心、肝、肾功能不全或严重糖尿病患者；体检发现有活动性出血或外伤（如骨折）的证据；已口服抗凝药且 INR＞1.5，48 小时内接受过肝素治疗（AFIT 超出正常范围）；血小板计数低于 $100×10^9$/L，血糖＜2.7 mmol/Lg，血压收缩压＞180 mmHg 或舒张压＞100 mmHg；

妊娠；不合作。

- **动脉溶栓**：动脉溶栓使溶栓药物直达血栓局部，理论上血管再通率应高于静脉溶栓且出血风险低。然而，其益处可能被溶栓启动时间的延迟所抵消。一项随机双盲对照试验（$n=121$）显示，对发病后 6 小时内重症大脑中动脉闭塞患者动脉使用重组尿激酶原，治疗组 90 天时改良 Rankin 量表评分和血管再通率均优于对照组，症状性颅内出血和总病死率在两组间的差异无统计学意义，有待更多临床试验证实。

《中国急性缺血性脑卒中治疗指南（2010）》推荐：①对缺血性脑卒中发病 4.5 小时的患者，应根据适应证严格筛选患者，尽快静脉注射 rt-PA 进行溶栓治疗；②发病 6 小时内的缺血性脑卒中患者，可考虑静脉给予尿激酶；③发病 6 小时内由大脑中动脉闭塞和发病 24 小时内由后循环动脉闭塞导致的严重脑卒中且不适合静脉溶栓的患者，经过严格选择后，可在有条件的医院进行动脉溶栓。

在这里还要提到一个概念——入院到开始溶栓时间，这是反映一个医院急诊溶栓的组织化医疗水平的重要依据，是反映急诊溶栓绿色通道建设的重要内容，包括急诊和/或神经内科（包括卒中小组）医师对患者是否为卒中的诊断、对病情严重程度的判断、对是否有溶栓指征和禁忌证的判断；包括各种必要的实验室检查的获取、影像学检查的完成以及结果的获取；还包括家属对溶栓收益风险比的认识、对医护人员的信任，如迅速签署知情同意书；此外，还包括排队付费，等等。据调查结果显示，我国较大规模医院里的入院到开始溶栓时间一般在 82 分钟左右，美国医院可以控制在 1 小时以内。在我国，影响这个时间最主要的原因在于患者家属理解并同意签署知情同意书的时间较长,更有很多家属因为担心颅内出血等并发症而拒绝溶栓。

(2)**抗血小板**。中国急性脑卒中试验和国际脑卒中试验结果显示,脑卒中后48小时内口服阿司匹林能显著降低随访期末患者的病死率和残疾率、减少复发率,仅轻度增加症状性颅内出血的风险。

《中国急性缺血性脑卒中治疗指南(2010)》推荐:①对于不符合溶栓适应证且无禁忌证的缺血性脑卒中患者,应在发病后尽早给予口服阿司匹林150~300 mg/d;②溶栓治疗者,应在溶栓24小时后开始使用阿司匹林等抗血小板药物;③对不能耐受阿司匹林者,可考虑选用氯吡格雷等抗血小板治疗。

(3)**抗凝**。目前,国际上急性期抗凝的研究结果尚不一致。经Meta分析认为,急性期抗凝带来的益处多被其产生的出血副作用抵消,因此,《中国急性缺血性脑卒中诊治指南(2010)》推荐:①对大多数急性缺血性脑卒中患者,不推荐无选择地早期进行抗凝治疗;②关于少数特殊患者的抗凝治疗,可在谨慎评估风险效益比后慎重选择;③特殊情况下溶栓后还需抗凝治疗的患者,应在24小时后使用抗凝剂。

### 2. 神经保护

理论上,各种急性缺血或再灌注后细胞损伤的药物(神经保护剂)可以阻断神经损伤的生理病理过程,提供神经营养因子,保护脑细胞,提高对缺血缺氧的耐受性,减少神经细胞坏死与凋亡,从而改善预后。目前,有多种神经保护药物在临床应用,但临床试验结果不尽相同,除个别药物对部分人群有效外,大多数药物的效果尚未得出肯定结论,有待更多的临床试验予以证实。

### 3. 中医中药

中医中药在我国用于治疗缺血性脑卒中已有几千年的历史了,尤其是近几十年来,大量的中成药及针灸已广泛地应用临床,是极具中国特色的治疗方法,具有一定疗效。在国内进行的多项临床试验多提示中成药及针灸治疗的临床疗效肯定且副作用较少,但由于这些试验的证据级别不高,需要进一步开展高质量研究予以证实并为国际广泛接受。目前,我国指南推荐:中成药和针刺治疗急性脑梗死的疗效尚需更多高质量的随机对照试验进一步证实,建议根据具体情况、结合患者意愿来决定是否选用针刺或中成药治疗。

其他的药物治疗,如降纤治疗、新近的新药等还有很多,这里就不一一举例介绍了。这些疗法、药物等都没有足够充分的证据证实其安全性和有效性,尚需进一步验证。

##  脑出血/脑室出血的治疗

### 诊断流程

急性出血性脑卒中诊断流程和脑梗死一样,也包括四个步骤:①是否为卒中;②是否为出血性脑卒中,进行脑 CT/MRI 明确诊断;③脑出血的严重程度,根据 Glasgow 昏迷量表或 NIHSS 量表判断;

④病因分型，结合病史、实验室、脑病变和血管病变等检查确定病因。

脑出血就是老百姓常说的脑溢血，是指非外伤性脑实质内的出血。绝大多数由高血压病伴发的脑小动脉病变在血压骤升时破裂所致，称为高血压性脑出血。它起病急骤、病情凶险、死亡率非常高，是急性脑血管病中最严重的一种，为目前中老年人致死性疾病之一。患者往往由于情绪激动、过度用力时突然发病。

## 临床诊断

急性脑出血的诊断依据：①快速起病；②局灶神经功能缺损症状（少数为全面神经功能缺损），常伴有呕吐、血压升高和不同程度意识障碍；③排除非血管性脑部病因；④头颅 CT 或 MRI 显示责任出血灶。

## 常见类型

脑出血的常见类型按部位分为基底节区出血、脑叶出血、脑干出血、小脑出血和脑室出血等；按病因分为高血压性脑出血、脑淀粉样血管病、血管畸形、动脉瘤、溶栓治疗所致脑出血、抗凝治疗所致脑出血、缺血性脑卒中出血转化、血液病等。其中，以高血压性脑出血最为常见；在老龄人口中以脑淀粉样血管病较为常见；随着近年来溶栓以及抗凝药物的广泛使用，由其所导致的脑出血也越来越多。

## 内科治疗

**1. 一般性治疗**

（1）**一般监护与治疗**：脑出血一般监护与治疗和缺血性卒中没有本质上的区别，脑出血患者的内科情况和神经系统状态通常都不稳定，特别是在发病后最初数天内，因此，脑出血患者应住在专门的神经科重症监护病房，定期观察生命体征、评价神经功能以及持续监测心肺功能，尤其是重症患者。一般性治疗包括呼吸道、心脏、液体和新陈代谢的管理以及预防，并治疗深静脉血栓形成、肺栓塞、吸入性肺炎、其他感染、癫痫和褥疮。

（2）**血糖管理**：无论既往是否有糖尿病，入院时的高血糖均预示脑出血患者死亡和转归的不良风险增高。最新的临床研究证实，对重症监护患者严格的血糖控制并不能改善预后，而且可能增高死亡风险，主要原因在于低血糖事件的发生。因此，《美国自发性脑出血指南2010》推荐监测血糖水平，并将血糖控制在正常水平。

（3）**体温管理**：基底节和脑叶出血后出现发热的概率很高，特别是伴有脑室内出血的患者。在入院72小时后仍然存活的患者中，发热持续时间与临床转归密切相关，可能是导致恶化的一个独立预测因素。因此，应积极控制脑出血患者的体温，并针对病因给予治疗。

**2. 特异性内科治疗**

（1）**血压**：血压水平在脑出血的急性期至为重要，与缺血性脑卒中相比，脑出血的急性期更易出现血压升高，这与死亡、依赖、血肿扩大、神经功能恶化、残疾等风险增加相关。研究显示，早期血压升高达 140~150 mmHg 以上，将增加死亡/依赖的风险 2 倍以上；收缩压每增加 10 mmHg，脑出血早期病死率增加达原来的 10%~66%。

脑出血后的血压控制应该根据患者的基线血压水平、出血病因、年龄及颅内压升高的情况个体化进行，降压的主要目的是避免从潜在的出血点再次出血，这对于破裂的动脉瘤和动静脉畸形出血尤为重要。但大血管病变原因不太明确的原发性脑出血，由于血压中度升高患者的血肿扩大的发生率可能较低，是否能够获益有待进一步研究。INTERACT-1 研究初步证实，脑出血早期积极降压可能减少血肿增长，临床具有可行性及安全性，但对预后的影响无差别。其后续的更大规模的 INTERACT-2 研究仍在进行当中，以期明确脑出血后积极降压是否能降低死亡率和长期致残率，我们拭目以待。

《美国自发性脑出血指南 2010》推荐：脑出血发病 24 小时以内，如收缩压＞180 mmHg 或平均动脉压＞130 mmHg，要考虑间断或持续静脉输注药物以降低血压，并定期给患者做临床复查；降压幅度应小于 20%，如需降得更低则需要更为谨慎，降压的靶目标不要低于 140/90 mmHg 或平均动脉压不低于 110 mmHg。

（2）颅高压：脑出血患者出现颅高压的发生率尚不明确，与绝大部分缺血性脑血管病一样，许多少量出血并不会引起颅高压，也并不需要治疗。不过，对于有明显临床表现的颅高压患者，要在重症监护病房中规范合理的安全监护下，均衡地运用各种方法降低颅内高压。所谓均衡的治疗，应当从简单的、无侵入性的方法开始，如卧床休息、抬高床头位置可降低脑静脉压和脑血容量，这是降低颅压的简单方法。理想的头位角度应依据患者颅内压监测的个体反应而定，头抬高 15°~30° 是比较安全的，可使颅内压持续降低。保持颅内静脉回流通畅，应避免头部过高或颈部衣带过紧、头部位置不正和患者躁动不安现象，保持环境安静、舒适。生命体征不稳者，应密切观察病情变化，必要时可给予患者镇痛和镇静、渗透性利尿剂、苯巴比妥过度麻醉等。如临床需要，再逐步施行侧脑室引流等侵入性的方法。

总的来说，方法的侵入性越强，对颅内压和脑灌注压的监护就越重要。目前尽管存在各种争论，但没有一项对照临床试验能证实哪种方法更优越。在神经重症监护条件下，有多种可供选择的方法来处理颅高压，但这些方法都存在各种不良反应。

目前，临床上最常用的脱水降颅压药物是甘露醇，这是一种静脉用渗透剂，能使液体从水肿或非水肿的脑组织中渗透至血管中。另外，它能增加心脏前负荷和脑灌注压，从而通过脑自动调节系统降低颅内压。甘露醇还可降低血液黏度，从而引起反应性血管收缩，降低脑血容量。甘露醇应用的主要问题是低血容量、引起高渗透状态、电解质紊乱以及肾损害等。

高渗盐水用于治疗颅内压升高的研究始于 20 世纪后期，尝试用于治疗甘露醇无效的颅高压患者。之后，临床科研人员开展了一系列试验，初步证实高渗盐水比甘露醇治疗颅高压效果更加明显。但在应用高渗盐水过程中，许多问题仍待明确，包括具体机制、最佳给药途径、药物浓度。目前，世界范围内已有数项关于高渗盐水与甘露醇降低颅内压治疗的随机双盲临床试验正在进行，相信不久之后会为我们带来高渗盐水治疗颅内压升高有效性和安全性的新证据。

《美国自发性脑出血指南2010》推荐：格拉斯哥昏迷评分≤8分、有小脑幕切迹疝临床证据或伴有严重脑室内出血或脑积水的脑出血患者，可考虑ICP监测和治疗。根据脑血管自动调节功能，将脑灌注压维持在50~70 mmHg可能是合理的；为意识水平下降的脑出血患者采用脑室引流技术治疗脑积水是合理的。

（3）**止血治疗**：重组凝血因子Ⅶa（rFⅦa）在治疗血友病患者（体内存在Ⅷ和Ⅸ抗体）出血中已得到公认，据报道，它同样能够减少没有凝血功能障碍患者的出血。rFⅦa和组织因子相互作用可刺激凝血酶产生，rFⅦa还可以在激活的血小板表面激活X因子，引起凝血酶在损伤点的爆发。凝血酶将纤维蛋白原转换为纤维蛋白，进而产生稳定血凝块。

应用rFⅦa的Ⅱ期临床试验显示，发病4小时内应用rFⅦa具有限制血肿扩大、降低最高死亡率、改善90天功能的潜力。rFⅦa的Ⅲ期临床试验FAST进一步证实了rFⅦa能限制血肿扩大，但不能改善生存率和预后。事后分析显示，如果将患者人群限制在脑实质出血体积＜60 mL、脑室出血体积＜4 mL、年龄＜70岁，治疗在发病后2.5小时开始，无论是Ⅲ期还是Ⅱb期的结果都将显示rFⅦa对临床预后有改善作用。目前，还不推荐将rFⅦa常规用于脑出血的止血治疗。

### 3. 抗凝和纤溶相关的脑出血处理

（1）**华法林相关脑出血**：脑出血是那些服用华法林患者的最严重的并发症。尽管随机对照试验显示华法林对于房颤的老年人预防脑卒中相对安全，但随着老龄化的进程，心房纤颤、人工瓣膜或深静脉血栓的老年人越来越多，因此，华法林相关的脑出血也相应增多。每年有1%~2%的服用华法林的患者出现脑出血，与自发性脑出血相比，华法林相关的脑出血的血肿体积更大、血肿扩大持续时间更长、预后更差。

目前一致认为，治疗华法林相关的脑出血，应当尽快调节凝血系统功能紊乱，以减少血肿进一步扩大，传统方法是用维生素$K_1$对抗华法林的抗凝作用，但仅维生素$K_1$不足以使凝血系统迅速正常化。新鲜冷冻血浆、凝血酶原复合物等也可以用于快速恢复凝血功能，或者也可以尝试使用rFⅦa等，但是这些治疗的证据仍然不够充分。

关于何时恢复口服抗凝剂预防的问题，目前临床上仍是难题，需要平衡预防缺血性卒中和防止脑出血再发的风险。对于缺血性卒中风险小和淀粉样血管病风险高特别是MRI显示有微出血的患者，抗血小板聚集药物可能是比华法林更好的选择。最近的大样本、单中心、非随机对照、长期随访的研究显示，恢复使用华法林导致再出血的风险低于不用华法林引起的血栓栓塞风险。这样的患者，出血的早期风险可能由于不同的干预措施或制动，晚期可能由于血栓栓塞。对于心源性脑栓塞患者，建议1~2周后开始使用抗凝剂。

（2）**溶栓治疗相关脑出血**：目前的研究证实，在急性缺血性卒中患者中，采用静脉tPA溶栓治疗的患者有3%~9%出现症状性脑出血；采用动静脉同时溶栓治疗的患者有6%出现症状性脑出血；而采用动脉尿激酶溶栓治疗的患者有10.9%出现症状性脑出血。在溶栓治疗后出现脑出血通常意味着预后差，因为血肿有增大倾向，而且多部位出血，30天的死亡率高达60%。目前推荐的治疗方法包括输入血小板（6~8个单位）和包含凝血因子Ⅷ的冷沉淀物，以快速纠正 tPA 造成的系统性纤溶状态。

（3）**肝素相关脑出血**：关于肝素相关性脑出血，目前只有流行病学资料可以参考，因此，只要能尽快使凝血系统正常化的方法都是合理的。可以使用鱼精蛋白使活化凝血酶原时间恢复正常，推荐计量是 1mg/100U 肝素，需要根据最后一次肝素注射量和时间进行调整。

## 外科治疗

目前，国内外开展的手术包括开颅血肿清除术、微创血肿抽吸术（包括溶栓治疗 + 血凝块的抽吸）、去骨瓣减压术等。但对脑出血患者是否手术及手术时机仍有争议。目前公认的手术指征是：中青年脑出血患者，由于血肿较大超过 50 mL，脑疝风险较高，不适宜保守治疗者。目前对手术清除血肿方法的选择尚存争议，微创的血肿清除技术把溶栓或内镜吸收血肿与立体定向设备联合起来，让研究人员看到了一线希望，但仍缺乏足够的证据支持。

《美国自发性脑出血指南 2010》推荐：①对于大多数脑出血患者而言，手术的作用尚不确定；②小脑出血伴神经功能恶化，脑干受压和 / 或脑室梗阻致脑积水者，应尽快手术清除血肿，不推荐以脑室引流作为此类患者的初始治疗；③脑叶出血超过 30 mL 且血肿距皮层表面 1 cm 以内者，可考虑开颅清除幕上血肿；④利用立体定向或内镜，加或不加溶栓药物，以微创的方式清除血肿，其效果尚不确定；⑤尽管理论上有效，但是没有明确的证据表明超早期清除幕上血肿可以改善临床预后或降低死亡率，早期开颅清除血肿可能增加再出血的风险，从而产生负面作用；⑥对于脑室内出血，尽管脑室内应用组织型纤溶酶原激活剂看起来并发症发生率不高，但是这种治疗方法的有效性和安全性仍处于研究阶段。

##  蛛网膜下腔出血的诊治

蛛网膜下腔出血（subarachnoid hemorrhage，SAH）是多种病因所致脑底部或脑及脊髓表面血管破裂的急性出血性脑血管病，血液直接流入蛛网膜下腔，又称原发性蛛网膜下腔出血。此外，危急临床还可见因脑实质内脑室出血、硬膜外或硬膜下血管破裂等血液穿破脑组织流入蛛网膜下腔者，称为继发性蛛网膜下腔出血，又有外伤性蛛网膜下腔出血。蛛网膜下腔出血约占急性脑卒中的10%，约占出血性脑卒中的20%。

### 诊断流程

蛛网膜下腔出血的诊断流程应包括四个步骤：①是否为脑卒中；②是否为蛛网膜下腔出血，进行脑CT明确诊断；③蛛网膜下腔出血的严重程度，根据Glasgow昏迷量表或Hunt-Hess量表分级判断；④病因分型，结合血管检查确定病因。

蛛网膜下腔出血的临床诊断可根据：①发病急骤；②常伴有剧烈头痛、呕吐、颜面苍白、全身冷汗，患者经常会这样描述头痛："这是我一生中经历过的最严重的头痛"，少数患者特别是老年人头痛等临床症状不明显，应注意避免漏诊；③一般意识清楚或有短暂的意识障碍，可伴有精神症状、烦躁不安，危重者可有谵妄、不同程度的意识不清及至昏迷，少数可出现癫痫发作和精神症状；④多有脑膜刺激征，少数可伴有颅神经及轻偏瘫等局灶体征；⑤头颅 CT 显示蛛网膜下腔高密度影；⑥腰穿脑脊液呈血性。

在病史询问过程中，患者会描述在大出血发生前曾有少量出血，被称为"先兆性出血"。大多数先兆性出血引发的头痛并不剧烈，但会持续数天，大部分发生在大出血前的 2~8 周内，恶心和呕吐也可能出现，但通常不伴有脖子强硬等脑膜刺激症状。凡能引起脑出血的病因也能引起本病，多在情绪激动或过度用力时发病。

蛛网膜下腔出血的常见病因分为动脉瘤性和非动脉瘤性，其中，脑动脉瘤是脑动脉管壁局部变薄凸起形成泡状（有人错认为是脑动脉长了肿瘤），因为局部血管的管壁菲薄，极容易破裂出血，占本病发病的绝大多数；而非动脉瘤性蛛网膜下腔出血的病因较多，如动静脉畸形、高血压动脉硬化症、烟雾病、血管炎等。

目前，选择性血管造影仍是蛛网膜下腔出血诊断的金标准。需要注意的是，20%~25% 的蛛网膜下腔出血患者于造影后仍未找到出血原因，须约 1 周后再行血管造影，届时 1%~2% 的患者可发现之前未显示的动脉瘤。但如此低的再检出率是否值得进行第 2 次造影，一直存在争议。

《美国 2009 年动脉瘤性蛛网膜下腔出血指南》建议：①蛛网膜下腔出血是经常被误诊的临床急症，若患者突发剧烈头痛，应高度怀疑蛛网膜下腔出血；②怀疑蛛网膜下腔出血的患者须行 CT 检查，当 CT 检查结果为阴性时，应行腰椎穿刺检查；③对确诊蛛网膜下腔出血的患者，应行选择性脑血管造影，以明确有无动脉瘤及其解剖特点；④如果不能实施脑血管造影，应考虑行 MRA 和 CTA 检查。

## 一般内科治疗与监护

对SAH患者的一般内科处理同缺血性脑卒中和脑出血一样,应重点评估以维持气道通畅、呼吸和循环功能。SAH患者应住在专门的神经科重症监护病房,定期观察生命体征、评价神经功能以及持续监测心肺功能,尤其是重症患者。一般性治疗包括呼吸道和心脏、液体和新陈代谢的管理,以及预防深静脉血栓形成、肺栓塞、吸入性肺炎、其他感染等。

## 预防SAH后再出血的措施

蛛网膜下腔出血是死亡率非常高的疾病,第一次出血的死亡率达到30%,而且更可怕的是,它还是一个复发率非常高的疾病,再出血将导致70%的患者死亡,因此,预防SAH后再出血是SAH治疗的关键。再出血的最危险期是病后24小时内,约占再出血的50%以上。再出血的危险因素包括巨大动脉瘤、意识障碍、老年、女性和收缩压＞170 mmHg。大量饮酒能增加再出血和迟发性脑缺血的危险性。

卧床休息是预防SAH患者再出血的重要措施。尽管在现代医疗中,单纯卧床并不能降低再出血的发生率,但它确实是预防再出血治疗的一部分。

目前,尚无严格的对照研究证实控制血压与SAH急性期再出血的关系。多项研究显示,经降压药治疗后,尽管患者血压仍偏高,但再出血发生率确有下降,而且再出血的发生率与血压波动较与血压的绝对值更具相关性。曾有报道指出,SAH患者于再出血前血压升高,若患者的血压比第 1 次出血时高,则预示患者很可能发生再出血。当患者血压升高时,应静脉持续输注短效、安全的降压药。

早在 1967 年,研究人员就开始研究抗纤溶治疗对预防再出血的作用。研究发现,单用抗纤溶治疗可以显著降低再出血率,但是缺血性脑卒中发生率也显著上升,患者的预后并没有因再出血率的下降而得到改善。进一步研究发现,如果联合预防性地抗血管痉挛治疗,则既可降低再出血率,又能够防止缺血性脑卒中的发生。

《美国 2009 年动脉瘤性蛛网膜下腔出血指南》推荐:①必须监测和控制患者的血压,以预防脑卒中、高血压相关性再出血,并维持脑灌注压;②单纯卧床不能降低 SAH 后再出血的发生率,但它是整体治疗的一部分;③在 SAH 发生后,立即给予抗纤溶治疗及早期处理动脉瘤,并预防低血容量和治疗血管痉挛是恰当的。

## 手术或血管内治疗破裂动脉瘤

手术和血管内介入治疗动脉瘤是预防 SAH 再出血的最为有效的方法。1991 年,电解可脱式铂金弹簧圈(GDC)被用于栓塞动脉瘤,它借助微导丝及微导管将弹簧圈送至动脉瘤腔内,再通过电解使弹簧圈脱落。弹簧圈不仅能填塞动脉瘤,而且可诱发动脉瘤内的血栓形成,从而使动脉瘤壁与血流隔绝。电解可脱式铂金弹簧圈的出现将动脉瘤性 SAH 的治疗带进了新的篇章,随着临床医师经验的不断积累、弹簧圈设计的改进以及辅助技术的发展,血管内治疗动脉瘤的技术得到愈加广泛的应用。

传统的手术夹闭动脉瘤也是有效的治疗方法,目前的证据显示，经手术治疗的动脉瘤闭塞不完全及复发率明显低于栓塞治疗，但是 SAH 后至血管内治疗的平均时间明显短于手术组，血管内治疗前的再出血率亦低于手术治疗。SAH 后至治疗的时间差异可以部分解释栓塞与夹闭手术前再出血率的不同。对于两种疗法都适用的患者，在综合分析致残、死亡率后得出如下结论：手术的风险更大，这说明在符合 ISAT 入选标准的患者中，采用栓塞治疗的患者 1 年预后优于手术夹闭治疗者。

《美国 2009 年动脉瘤性蛛网膜下腔出血指南》推荐：①需要对动脉瘤性蛛网膜下腔出血患者行动脉瘤夹闭或血管内治疗，以减少再出血的发生；②与动脉瘤完全闭塞相比，行动脉瘤包裹术，夹闭不全及不完全栓塞的动脉瘤再出血风险较高，需要长期的造影随访，因此应尽可能完全闭塞动脉瘤；③对于破裂动脉瘤治疗方案的选择，如果经验丰富的外科医师和血管内治疗医师一致认为血管内或手术治疗均可实施，则血管内治疗的效果更好，要注意根据患者的病情及动脉瘤的特点来决定治疗方案，建议尽量在可同时提供两种疗法的医院内对患者进行治疗；④尽管既往研究认为早期和延期手术对 SAH 患者的总体预后并无影响，但出血后的早期治疗可降低再出血率，而且新技术的使用可以提高其疗效，故推荐对多数患者都应进行早期干预。

## 对 SAH 后脑血管痉挛的处理

脑血管痉挛是指 SAH 后脑底的大动脉迟发性狭窄。影像学检查和脑血流图像常可发现受影响的动脉末梢区域血流灌注减少。经颅超声多普勒动态检测颅内主动脉流速是及时发现脑血管痉挛倾向和痉挛程度的最灵敏的方法；局部脑血流测定用以检测局部脑组织血流量的变化，可用于继发脑缺血的检测。

动脉瘤性蛛网膜下腔出血后造影显示，30%~70%的患者会出现脑血管痉挛，典型发作在出血后3~5天，第5~14天时狭窄程度最重，而后于2~4周逐渐消失。约有一半的病例其脑血管痉挛可导致迟发的缺血性神经功能缺损，并最终发展为脑梗死；有15%~20%的患者遭遇脑血管痉挛导致的死亡或脑梗死。

《美国2009年动脉瘤性蛛网膜下腔出血指南》推荐：①口服尼莫地平可降低动脉瘤性蛛网膜下腔出血所致各种严重并发症的风险，其他口服药物以及静脉注射钙拮抗剂的疗效尚不明确；②在早期处理破裂动脉瘤时，应立即行抗脑血管痉挛治疗，对于大部分患者，应维持其正常的循环血容量，尤其是避免高血容量，可能有益；③对症状性脑血管痉挛，可以行高血压、高血容量及血液稀释治疗（3H治疗）；④根据不同的临床情况，在3H治疗同时或治疗后，可行血管成形术和/或选择性动脉扩张治疗，也可用其替代3H治疗。

## 尽早启动二级预防

目前所有的卒中指南都建议脑卒中发生后启动二级预防，以预防复发，但是具体何时启动没有明确的规定。一般而言，二级预防在卒中的急性期后就应该尽快启动。其实，很多急性期的药物治疗就是二级预防的一部分，换句话说，卒中的二级预防是急性期的延续，具体的二级预防方案详见第八章。

第六章

# 不期而遇：
# 脑卒中的并发症

# 第六章 不期而遇：脑卒中的并发症

脑血管病急性期病情凶险，常因意识障碍和肢体瘫痪需要卧床休息，此时容易发生一些严重并发症。一般来说，并发症可按系统分为神经系统并发症和内科系统并发症，或按时间分为近期并发症和远期并发症。

##  神经系统并发症

### 1. 颅内压增高和脑疝

严重脑水肿和颅内压增高是急性重症脑梗死的常见并发症，是死亡的主要原因之一。其主要原因是脑梗死后，脑组织大范围缺血缺氧性损伤、水肿、坏死，导致大脑肿胀，尤其是颈动脉或大脑中动脉主干闭塞导致的重症脑梗死将导致颅内压升高；脑出血患者更为常见，大量出血，脑中线结构移位或被破坏，全脑水肿，形成脑疝，使脑干被挤压和移位，危及生命中枢，导致死亡，这是脑卒中后最严重的并发症，是导致脑卒中后急性期死亡的最主要原因。

颅高压常见的临床表现为：①头痛剧烈或极度烦躁不安；②频繁呕吐或抽搐；③呼吸及心率变慢，血压升高；④意识障碍逐渐加重；⑤双侧瞳孔不等大，则提示颅内压明显增高，可能有脑疝形成，应积极脱水或手术治疗。

《中国急性缺血性脑卒中治疗指南（2010）》推荐：①卧床，避免和处理引起颅内压增高的因素，如头颈部过度扭曲、激动、用力、发热、癫痫、呼吸道不通畅、咳嗽、尿潴留、便秘等；②可使用渗透性利尿剂甘露醇、甘油果糖静脉滴注；③对于发病

48小时内、60岁以下的恶性大脑中动脉梗死伴严重颅内压增高、内科治疗不满意且无禁忌证者，可请脑外科会诊考虑是否行减压术；④对压迫脑干的大面积小脑梗死患者，可请脑外科会诊协助处理；⑤中青年脑出血患者由于血肿较大超过 50 mL、脑疝风险较高，不适宜保守治疗。

**2. 缺血性脑卒中的出血转化**

脑梗死后继发脑梗死区域内的出血，称为出血转化。在头颅 CT 上可以看到原有脑梗死低密度区域内部或边缘出现的点片状高密度影，主要见于大动脉闭塞导致的大面积脑梗死患者，部分患者与使用溶栓或抗血小板聚集、抗凝药物有关。脑梗死后出血转化的发生率为 8.5%~30%。大部分出血转化没有临床表现，只有少部分（1.5%~5%）有症状，主要表现为原有症状加重、颅高压、意识障碍，严重者可以出现脑疝甚至死亡。心源性脑栓塞、大面积脑梗死、占位效应、早期低密度征、年龄大于 70 岁、应用抗栓药物（尤其是抗凝药物）或溶栓药物等，均会增加出血转化的风险。

临床研究显示，无症状性出血转化的预后与无出血转化相比没有差异，也没有如何处理无症状性出血转化的临床研究。对于症状性出血转化后怎样处理以及何时重新使用抗栓药物（抗凝和抗血小板）的高质量研究也是不够的，因此，目前临床上对出血转化的治疗没有统一意见，很大程度上依据患者的病情以及医生的个人经验。

《中国急性缺血性脑卒中治疗指南（2010）》推荐：①症状性出血转化应停用抗栓治疗等致出血药物，与抗凝和溶栓相关的出血处理参见脑出血指南。②何时开始抗凝和抗血小板治疗：对需要抗栓治疗的患者，可于出血转化病情稳定后 7~10 天开始抗栓治疗；对于再发血栓风险较低或全身情况较差者，可用抗血小板药物代替华法林。

### 3. SAH 合并脑积水的治疗

20%~30% 的 SAH 患者合并急性脑积水（在 72 小时内，脑室扩大）。脑室增大多伴随脑室内出血或合并脑池出血。一般情况下，临床分级差或者 Fischer 评分高的患者更有可能发生急性脑积水。脑积水的临床特征不是非常突出，因为很多患者没有明显的症状，SAH 的症状也没有恶化，主要临床表现为头痛、恶心、呕吐等颅高压表现，视力异常，重者可出现意识障碍。当伴发意识障碍时，40%~80% 的患者经治疗后症状得到缓解。

也有患者可出现慢性脑积水，18%~26% 的患者因慢性脑室扩大需要永久引流，主要表现为走路不稳、大小便失禁和进行性加重的认知功能障碍。其相关因素有高龄、早期脑室扩大伴脑室内出血、一般情况较差以及女性等。

《美国 2009 年动脉瘤性蛛网膜下腔出血指南》推荐：①对 SAH 后合并慢性症状性脑积水的患者，推荐进行暂时或永久的脑脊液分流术；②对 SAH 后出现脑室扩大且伴有意识障碍的患者，可行脑室穿刺术。

### 4. 癫痫

根据不同研究的报道，缺血性脑卒中后癫痫的早期发生率为 2%~33%，晚期为 3%~67%；与缺血性卒中相比，脑出血尤其是脑叶出血更易引起癫痫发作，发生率为 5%~10%；SAH 后的癫痫事件发生率为 6%~18%，而迟发性癫痫的发生率约为 7%。

各种指南对脑卒中后癫痫的处理原则基本一致：①可在 SAH 出血后的超急性期对患者预防性应用抗癫痫药物，对脑出血和缺血性脑卒中不推荐预防性应用抗癫痫药物；②孤立发作 1 次或急性期痫性发作控制后，不建议长期使用抗癫痫药物；③脑卒中后 2~3 个月再发的癫痫，建议按癫痫常规治疗，即进行长期药物治疗；④脑卒中后癫痫持续状态，建议按癫痫持续状态治疗原则处理。

### 5. 吞咽困难与营养不良

约 50% 的脑卒中患者入院时存在吞咽困难，特别是在有双侧大脑半球或累及脑干的脑卒中患者中更为常见，3 个月时降低到 15% 左右。主要表现为咀嚼无力、饮水呛咳、吞咽食物困难等，经常导致食物残渣误咽到气管里，导致患者剧烈咳嗽，严重影响患者生活质量。经常发生误咽常导致肺部反复感染，特别对于那些既往有肺部疾病史和长期卧床的老年人，是患者死亡的主要原因之一。

营养不良是一个非常重要但却经常被忽视的脑卒中并发症，是脑卒中预后不良的重要的预测因素之一。长期的吞咽困难是导致营养不良的最重要原因，各种营养物质摄入不足或者失衡以及长期卧床后的蛋白质流失过多均可导致营养不良；而营养不良又可导致免疫功能下降、心功能及消化系统功能紊乱、电解质紊乱和骨质疏松等，并且是褥疮形成的因素之一。

《美国国防部卒中后康复 2010 年指南》推荐：①建议患者进食前先进行饮水试验，以评估吞咽功能；②吞咽困难短期内不能恢复者，早期可插鼻胃管进食，吞咽困难长期不能恢复者，可行经皮内镜下胃造口术进食；③建议给予患者均衡的营养支持，不仅包括能量和蛋白质，还包括脂肪、各种维生素和矿物质。

### 6. 卒中后抑郁

卒中后抑郁（post-stroke depression，PSD）是脑卒中后以持续情感低落、兴趣减退为主要特征的心境障碍，总体发生率高达40%~50%，其中约15%为重度抑郁，可伴严重自杀倾向甚至自杀行为。PSD可发生于脑卒中后各个时期，显著增加卒中患者的病死率、致残率和认知功能障碍，降低患者的生存质量，给患者及其家庭乃至社会带来了十分沉重的负担。

近年来，越来越多的学者已经认识到对PSD进行早期积极治疗的必要性，但临床上，脑卒中后抑郁并不容易识别诊断，因为患者抑郁的表现有时候很难与脑卒中后脑部相关部位损害所致的功能损害相区别，特别是右侧半球病变的患者。所以，医生和家属需要注意观察患者是否存在脑卒中后情绪障碍，这可以通过应用多种抑郁和焦虑自评量表及筛查量表等进行自查或筛查。

一旦诊断为脑卒中后抑郁，就应该尽快给予治疗，治疗目的按优选次序依次进行：①减少并最终消除心理障碍的所有症状和体征；②恢复心理、社会和职业功能，保持良好心理状态；③尽量降低复发和再发的可能性。治疗主要采用行为治疗、心理治疗、社会支持和应用精神药物。

《美国国防部卒中后康复2010年指南》推荐：①目前不推荐常规使用药物预防脑卒中后抑郁；②心理治疗可以用来改善非抑郁患者的情绪，但还不清楚是否能防止抑郁发生；③对抑郁或情绪不稳的患者，可应用抗抑郁药物和/或进行心理治疗，具体治疗原则应与原发性抑郁相同。目前，选择性5-羟色胺再摄取抑制剂

（SSRIs）的临床应用最为广泛，循证医学证据也最充分。

### 7. 认知障碍

脑卒中后出现的认知损害或痴呆称为脑卒中后认知损害或脑卒中后痴呆，主要表现为结构和视空间功能、记忆力、执行功能、定向力、注意力障碍和失语。脑卒中后3个月存活者中的认知损害发生率可达30%。老龄化、受教育水平较低、糖尿病、运动障碍、皮质下多发梗死被认为是脑卒中后认知损害的危险因素。脑卒中的类型、反复发作、损伤的部位和体积、内侧颞叶是否萎缩以及并存的退行性病变等多项因素均影响认知水平的预后。多变量分析研究表明，脑卒中后4年内的死亡率或残疾程度与认知损害的程度明显相关。

《美国国防部卒中后康复2010年指南》推荐：①康复小组进行早期认知功能筛查十分必要，更加详细的评价可确定损害的类型并指导康复小组为患者提供最合适的康复方法；②推荐进行有针对性的认知康复训练，以全面提高认知功能；③推荐应用多奈哌齐等乙酰胆碱酯酶抑制剂来改善认知功能和整个脑功能。

### 8. 肩痛

由脑卒中后上肢感觉运动功能障碍导致的肩痛是脑卒中患者常见的并发症之一。肩痛可以发生在脑卒中各个时期，多发于脑卒中后2~3个月，可合并有肩关节半脱位。疼痛可阻碍肩关节运动功能恢复并延缓康复进程。在合并运动和感觉患者中，肩手综合征发生率高达67%。

偏瘫后给予早期适当的处理和治疗可以预防肩痛发生，如应注意患者卧床及坐位的正确体位以及在训练中的正确方法。推荐预防脑卒中后上肢肩痛的方法包括电刺激，肩吊带，对医护人员进行教育以防止患侧肩损伤、避免应用滑轮进行高过头部的训练。一旦发生肩痛，主要的治疗措施包括保持良肢位，功能性电刺激，肩吊带，应用康复训练改善脑卒中偏瘫患者患侧肩关节被动关节活动范围、预防凝肩和肩手综合征，关节内药物注射，物理治疗等。

### 9.痉挛

痉挛是脑卒中后患者肢体功能的严重损害，表现为关节挛缩，进而限制关节活动、引发疼痛，影响功能恢复，导致功能障碍。肢体痉挛性瘫痪患者发生关节挛缩的危险性较高。早期治疗是防止挛缩导致功能丧失的关键。痉挛的经典治疗方案是阶梯式治疗：先给予非侵入式方法，再逐渐给予侵入式干预。

《美国国防部卒中后康复2010年指南》建议：①应通过抗痉挛肢位、关节活动度训练、被动牵拉、应用夹板、连续石膏固定等方法治疗痉挛和挛缩；②当痉挛导致疼痛、皮肤不洁或功能下降时，可选用口服药物进行治疗；③在脑卒中的恢复期，要避免使用安定或其他苯二氮䓬类药物，因为对恢复可能造成不利影响，另外会产生有害的镇静副作用；④对于部分合并功能丧失或疼痛的痉挛患者以及痉挛导致皮肤不洁或功能下降的患者，建议使用肉毒素肌肉注射或酚类/无水酒精神经干阻滞；⑤慢性期脑卒中患者合并难治性痉挛，建议采用鞘内注射巴氯芬；⑥严重痉挛也可考虑手术方法，如选择性脊神经后根切断术或背根神经区损毁术。

##  内科系统并发症

**1. 肺炎**

肺炎是脑卒中后急性期和晚期的常见疾病。研究显示,急性期脑卒中10.9%的患者合并肺炎,3个月内13.6%的患者出现肺部感染。误吸是主要原因;卧位状态下肺不能完全舒张、分泌物无法及时排出,导致坠积性肺炎;特别是既往有呼吸系统疾病的患者,意识障碍、吞咽困难是导致其误吸的主要危险因素;其他原因包括呕吐、不活动等。肺炎是脑卒中患者死亡的主要原因之一,所以鼓励患者多做深呼吸、咳嗽、经常翻身以及早期活动,这些都可以减少肺炎的发生。

各种临床指南均推荐:①早期评估和处理吞咽困难和误吸问题,对意识障碍患者应特别注意预防肺炎;②对疑有肺炎的发热患者,应给予抗生素治疗,但不推荐预防性使用抗生素。

**2. 深静脉血栓和肺栓塞**

肺栓塞是脑卒中患者内科并发症中最为凶险且最为致命的疾病之一。深静脉血栓发生源于患者卧床后的肢体活动减少、肌肉挤压作用减弱、静脉里血液回流速度减慢,再加上患者由于各种原因导致的血液高凝状态、静脉系统血管内皮损伤等危险因素,导致静脉系统中形成血栓。这些栓子脱落后,可以沿着静脉血管向肺动脉回流,当较大的栓子堵住肺动脉后导致肺栓塞,可引起胸痛、剧烈咳嗽,血液与空气中的氧气不能交换,导致患者死亡,是脑卒中最严重的并发症之一,也是导致患者死亡的重要原因。

在缺血性脑卒中患者中，瘫痪严重、年老及心房颤动者发生深静脉血栓的比例更高，症状性深静脉血栓发生率为2%，约10%的脑卒中患者死于肺栓塞；而脑出血后3个月深静脉血栓和肺栓塞的发生率分别为3.7%和1.1%，女性更多见一些。

各种临床指南均推荐：①鼓励患者尽早活动、抬高下肢；尽量避免下肢（尤其是瘫痪侧）静脉输液。②对于发生深静脉血栓及肺栓塞高风险且无禁忌者，可给予低分子肝素或普通肝素；有抗凝禁忌者，给予阿司匹林治疗，脑出血3~4天后如无再出血风险，也可给予小剂量的低分子肝素。③可联合加压治疗（长筒袜或交替式压迫装置）和药物预防深静脉血栓，不推荐常规单独使用加压治疗；但对有抗栓禁忌的缺血性脑卒中患者，推荐单独应用加压治疗预防深静脉血栓和肺栓塞。④脑出血患者发生急性近端深静脉血栓，尤其当有临床或亚临床肺栓塞时，应考虑尽快下腔静脉滤网置入。⑤对于瘫痪程度重、长期卧床的脑卒中患者，应重视深静脉血栓及肺栓塞预防，可早期做D-二聚体筛选实验；阳性者，可进一步进行血管彩超、磁共振显影等检查。

### 3. 心脏异常与脑心综合征

心脏异常是伴随脑卒中的另一个常见并发症，是急性脑卒中人群的第二致死性原因。心脏异常最常见的类型就是脑心综合征，是指当脑部病变波及自主神经的高级中枢丘脑下部导致神经体液障碍时，也常引起心脏功能或器质性改变。脑心综合征常以两种形式出现：其一是脑-心卒中，即首先以脑卒中起病，而后发生心血管病；其二是脑-心同时卒中，即脑卒中和心血管病同时或接近同时发生。此外，边缘系统受到损害后，还会出现血压的改变以及心率的改变，甚至导致严重的心律失常或猝死。

目前，各种指南均建议：①对疑似卒中的患者，给予心电图检查；②重症缺血性脑卒中、脑出血和 SAH 患者，均应住在卒中单元和 / 或重症监护室里，给予心电监护等监测，一旦发现心脏问题，及时给予处理。

### 4. 上消化道出血

上消化道出血是常见的脑卒中内科并发症之一。有研究表明，约 3% 的脑卒中患者并发胃肠道出血，其中一半患者出血较为严重。急性脑卒中时，由于颅压升高、脑组织破坏、缺血、缺氧等因素刺激丘脑下部，引起自主神经功能紊乱、交感神经及迷走神经兴奋，使胃黏膜血管痉挛收缩、血流量减少、黏膜下动静脉短路开放，进一步加重黏膜缺血缺氧，导致胃黏膜上皮损害、发生糜烂和出血。另外，缺血性脑卒中患者应用溶栓治疗、阿司匹林也是导致上消化道出血的重要原因，主要临床表现为腹痛、呕吐咖啡色胃内容物或呕血、黑便等，重者可以出现失血性休克，需要输血甚至外科手术治疗。

一旦发生消化道出血，可以用质子泵抑制剂（如奥美拉唑）进行治疗；对于高危患者，可以提前给予质子泵抑制剂进行预防。

### 5. 排尿障碍与尿路感染

排尿障碍在脑卒中早期很常见，主要包括尿失禁与尿潴留。住院期间，40%~60% 的中重度脑卒中患者发生尿失禁，29% 发生尿潴留。尿路感染主要继发于因尿失禁或尿潴留留置导尿管的患者，研究表明约 17.2% 的脑卒中患者出现泌尿系感染，约 5% 出现败血症，与脑卒中预后不良有关。

《美国国防部卒中后康复2010年指南》推荐：①建议对排尿障碍进行早期评估和康复治疗，记录排尿日记；②尿失禁者应尽量避免留置尿管，可定时使用便盆或便壶，白天每2小时1次，晚上每4小时1次；③尿潴留者应测定膀胱残余尿，排尿时可在耻骨上施压加强排尿，必要时可间歇性导尿或留置导尿；④尿路感染者应给予抗生素治疗，但不推荐预防性使用抗生素。

### 6. 压疮

压疮是脑卒中患者常见的但是可以预防的并发症，大约9%的住院患者和23%在家中接受护理的患者受到压疮的影响。一旦发生压疮，将明显影响患者恢复、延长患者住院时间。尤其是那些有意识障碍、肢体瘫痪严重、糖尿病、大小便失禁、营养不良的患者更易发生压疮，所以，对这类患者给予必要的护理非常重要。

护理内容包括采用合适的姿势、定时翻身、使用气垫床和海绵垫、酌情使用预防压疮的辅料、避免使用圆形气圈、及时清理大小便、改善全身营养状况。

### 7. 水平衡失调及电解质紊乱

脑卒中后，尤其是重症脑梗死、脑出血和SAH后，很容易出现水平衡失调、电解质紊乱，如低钠血症、低钾血症等。主要原因在于过度使用利尿剂、同时摄入不足，其他原因包括抗利尿激素分泌过度等。低钠血症可以导致恶心、呕吐、乏力、意识障碍及痫性发作等，临床医师应定期监测患者电解质情况并给予对症处理。

第七章

# 回归社会：脑卒中的康复

##  康复是个长久科学的过程

在所有脑卒中患者中,完全恢复到正常水平的占10%;完全不能恢复的,也就是植物人状态,同样也是10%;80%的人是部分恢复。而这完全恢复的10%是靠正确的康复治疗换来的,并不是自然恢复。所以,康复治疗越早、越正确,完全康复的可能性就越大。正如标题所言,脑卒中后的康复是一个长久科学的过程。所谓长久,便意味着其不会像治疗感冒一样迅速起效,因为脑卒中,不管是脑梗死还是脑出血,其损伤的均是脑神经组织,而脑功能在损伤后的再重组是一个极其复杂而漫长的过程。所谓科学,是指神经康复不是随意的,只有通过规范化的康复方案,才能使患者在病后最佳恢复时间内得到充分的持续康复,将患者的功能障碍降至最低水平,最大限度地获得生活自理能力。在这里,我们对于科学性重点强调两个概念,即规范化的康复方案以及最佳恢复时间。而在规范的前提下,时间便显得极为重要:康复锻炼必须在脑卒中后几周内进行,多在第1周或第1个月开始。脑卒中后3~6个月内是恢复的关键时期。只有少数患者在脑卒中后18~24个月时出现显著改善。总的来说,康复有四个基本原则:①康复应尽早进行;②调动患者的积极性;③康复应与治疗并进;④康复是一个持续的过程。

##  脑卒中康复的常用手段

● 第一类,运动治疗。通过运动来改变残疾状态,以解决生理和结构障碍。

● 第二类,物理治疗。通过一些理疗、按摩帮助恢复。

● 第三类,作业治疗。就是通过操作进行治疗,比如让患者锻炼切菜、捡豆子,可以恢复日常生活功能。

● 第四类,语言治疗。

● 第五类,心理治疗。40%~50%的脑卒中患者会产生心理问题,这项治疗可以解决心理障碍。

● 第六类,文体工作。

● 第七类,社会工作。

这七类治疗是从残损层次、残疾层次和残障层次设计的,而且七类康复之间是不能替代的。那么,残损、残疾和残障究竟是指什么呢?1980年世界卫生组织《国际残疾分类》将脑卒中(脑外伤)后障碍分为3个层次,即残损、残疾、残障。残损又称结构功能缺损,指存在解剖结构和运动功能缺损或异常。残疾又称个体能力障碍,指个体能力受到限制、缺失或不能正常完成某项任务。残障又称社会能力障碍,指个体不能充分参加社交活动,即人的基本权利活动受到影响。三者是递进关系,在残损期开展正确有效的康复治疗,可最大限度地避免发展为残疾或残障。

##  肢体康复

### 偏瘫的恢复过程

　　脑卒中所致偏瘫为上运动神经元损害所致瘫痪,即中枢性瘫痪,与下运动神经元损害所致的周围性瘫痪有本质区别。首先,两者麻痹的等级及范围不同,中枢性瘫痪涉及的不是一块或几块肌肉麻痹,而是一组肌群或整个肢体的瘫痪;周围性瘫痪仅为一块或几块肌肉麻痹。其次,两者恢复过程不同,中枢性瘫痪恢复时先出现联合反应、由随意运动诱发的共同运动,随之出现分离运动以及协调运动等;而周围性瘫痪的恢复过程可从0~5级(徒手肌力检查分级)呈直线式恢复。因此,中枢性瘫痪的恢复过程是质的变化,而周围性瘫痪的恢复过程为量的变化。

　　中枢性瘫痪是因中枢神经系统破坏,大脑对低级中枢的调节失控,原始反射被释放,正常运动传导受到干扰的结果。在偏瘫恢复的不同阶段存在着弛缓(肌张力下降)、痉挛(肌张力增高)、异常运动模式、正常姿势反应及运动控制丧失等,因此,中枢性瘫痪非肌力的丧失不宜用肌力的大小来评价运动功能的好坏。若一味鼓励患者进行提升肌力的训练,会使痉挛加重,诱发联合反应和强化病理性的共同运动等异常运动模式,将训练引入盲区。

中枢性瘫痪与周围性瘫痪的区别

|  | 中枢性瘫痪 | 周围性瘫痪 |
| --- | --- | --- |
| 原因 | 上运动神经元损害 | 下运动神经元损害 |
| 等级及范围 | 一组肌群或整个肢体 | 一块或几块肌肉 |
| 障碍点 | 弛缓、痉挛、姿势反射出现、异常运动模式、运动控制丧失 | 肌力的丧失 |
| 恢复过程本质 | 联合反应→共同运动→分离运动　质的变化 | 0~5级肌力量的变化 |
| 训练方法 | 以纠正异常运动模式、诱发随意运动为主 | 肌力强化训练 |

# 脑卒中的早期康复

## 1. 早期康复的内容

①保持良好的肢体位置；②体位变换；③关节的被动活动；④预防吸入性肺炎；⑤床上移动训练；⑥床上动作训练；⑦起坐训练；⑧坐位平衡训练；⑨日常生活活动能力训练；⑩移动训练等。

## 2. 早期康复开始的时间

一般认为，康复治疗开始的时间应为患者生命体征稳定、神经病学症状不再发展后48小时。有人认为，康复应从急性期开始，只要不妨碍治疗，康复训练开始得越早，功能恢复的可能性越大，预后就越好。脑卒中后，只要不影响抢救，马上就可行康复治疗、保持良肢位、体位变换（翻身）和适宜的肢体被动活动等，而主动训练则应在患者神志清醒、生命体征平稳且精神症状不再进展后48小时开始。由于SAH近期再发的可能性很大，故对未手术的患者应观察 1 个月左右，再谨慎地开始康复训练为宜。

**3. 影响脑卒中预后和康复的主要因素**

（1）**不利因素**：① 发病至开始康复训练的时间较长；② 病灶较大；③ 以前发生过脑血管意外；④ 年龄较大；⑤ 严重的持续性弛缓性偏瘫；⑥ 严重的感觉障碍或失认症；⑦ 二便失禁；⑧ 完全性失语；⑨ 严重认知障碍或痴呆；⑩ 抑郁症状明显；⑪ 以往有全身性疾病，尤其是心脏病；⑫ 缺乏家庭支持。

（2）**有利因素**：① 发病至开始康复训练的时间较短；② 病灶较小；③ 年轻；④ 轻偏瘫或纯运动性偏瘫；⑤ 无感觉障碍或失认症；⑥ 反射迅速恢复；⑦ 随意运动有所恢复；⑧ 能控制小便；⑨ 无言语困难；⑩ 认知功能完好或损害甚少；⑪ 无抑郁症状；⑫ 无明显复发性疾病；⑬ 家庭支持。

## 偏瘫后各期的康复治疗和训练

Brunnstrom 分期偏瘫治疗和训练的原则是尽可能地破坏患者异常的运动模式，促进正常的运动机能，通过各种方法促进患者的身体机能逐步向下一个恢复阶段过渡。因此，治疗和训练应根据患者所处的恢复阶段选择具体的方法和项目，以下为各个阶段的基本对策。但值得注意的是，患者并不是按照人为制订的恢复阶段去截然分级的，所以很难判定某患者绝对是哪一级、为达到某个目标必须做哪项运动。况且，同一个运动项目可能有多重目的，同一个目的有多种训练方法。因此，在为患者选择训练项目时，绝不能机械地照本宣科，而是应根据患者的具体情况，为其选择最恰当的训练项目。

Brunnstrom 分期 1~2 期：保持正确的卧位、姿势。通过对头部、健肢施加抵抗运动，诱发联合反应。维持关节活动度训练，利用肢具保持手的对掌状态，尽可能使用患侧手。

Brunnstrom 分期 2~3 期：多做促进机体的运动、从协同运动中分离出来的运动。如肩关节内收状态下的肘关节屈曲、肩关节外展状态下的肘关节伸展、肘关节屈曲状态下的前臂旋前、肘关节伸展状态下的旋后，促进肩、肘关节支持性和伸展性运动。

Brunnstrom 分期 3~4 期：在这个阶段，上肢近心关节的支持性已有所改善，但手指因受屈曲运动模式影响伸展受限，所以应在进一步强化上肢支持能力的同时，致力于扩大手指的伸展范围，并尽可能地在日常生活中使用患手。

Brunnstrom 分期 4~5 期：促进肢体各关节空间的支持性。

Brunnstrom 分期 5~6 期：多做提高肢体运动的速度、准确性以及运动耐久性的动作。如抓握动作训练，从抓握大的物体逐渐过渡到抓握较小的、较细的、较滑的物品的练习。

以上康复训练均是在院内由康复科医生完成，涉及内容较专业，故本书不对其细节进行过多描述。

## 日常生活活动能力训练

脑卒中患者由于一侧肢体功能障碍使日常生活活动困难，所以，应对其进行日常生活活动能力训练，从而提高生活质量。

### 1. 进食

患者可取坐位进食，应对餐具进行改造，如使用有挡的盘子，防止食物撒到外面；盘底加防滑垫或使用可固定餐具的木板，防止餐具滑动和脱落；使用经过改制的勺、筷子等便于进食。若患者处于卧床期，应从患侧将食物送入口腔后部。如患者存在吞咽障碍，应进行针对性训练。

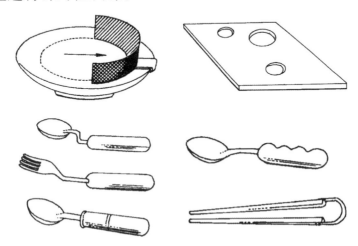

经过改制的盘、勺、筷子

### 2. 梳洗和整容

（1）**洗脸**：用脸盆或洗手池盛水，用健手持毛巾洗脸，然后利用水龙头拧干毛巾擦脸。轮椅患者的洗脸池高度应在 70~80 cm，其下方应有足够的空间放置轮椅。

（2）**洗手**：洗健手时，可将改造后的细毛刷（毛刷背面加两个吸盘）吸在洗手池壁上，健手在毛刷上来回刷洗。擦健手时，可利用患侧上肢弯曲的前臂和腹部夹住干毛巾，健手在毛巾上来回擦拭；或在坐位下将毛巾放在大腿上，健手在毛巾上来回擦拭。

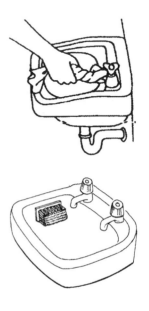

（3）刷牙：如果患手有少许功能，可利用患手持牙刷、健手挤牙膏，然后用健手刷牙；如果患手功能完全丧失，可用健手单独完成。

（4）剪指甲：对普通指甲剪加以改造，在其底部和按柄上各加一块木片，由患手整个手掌向下按压木片，剪短指甲。

### 3. 更衣

（1）上衣的穿脱方法和步骤。

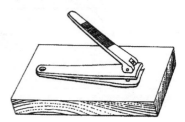

● 套头衫的穿法1：患者取坐位，将套头衫平铺于双膝上（正面朝下、背面朝上、衣襟靠近身体、领口位于膝部）；用健手抓住衣襟部，将患侧上肢自袖口穿出；健侧上肢穿过袖口，然后将双侧袖口拉至肘部以上；健手抓住衣服后身，颈部前屈，将领口自头部穿过；用健手拉平衣服的各个部分。另外，应尽量利用患手配合健手穿衣。

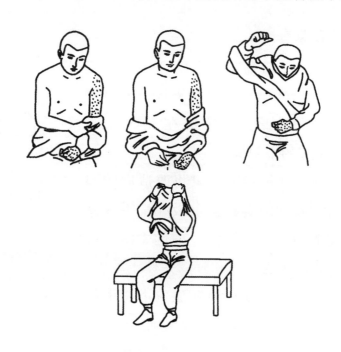

- 套头衫的穿法2：坐位下，用健手将衣袖从患侧上肢穿过并拉至肩部，拉住领口穿过头部，最后穿上健侧衣袖。

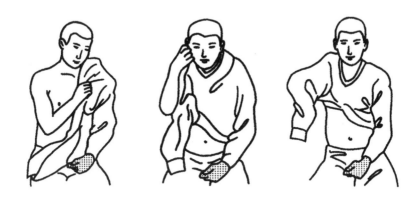

- 前开衫的穿法：取坐位，将衣服铺于双膝上；用健手将患侧上肢自袖口穿过并拉至肩部；沿衣领将衣服从体后绕过，穿健侧衣袖；将衣服各部整理平整，系扣或拉链等。

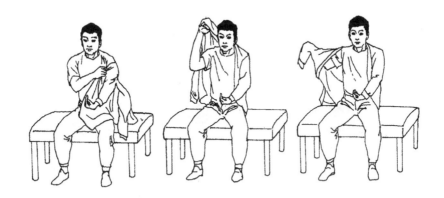

- 套头衫的脱法：采用与套头衫穿法相反的动作步骤即可。
- 前开衫的脱法：先将患侧衣袖自肩部退至肘部以下；再脱下健侧衣袖，为便于脱衣，此时可将衣襟压在臀部下；最后将患侧

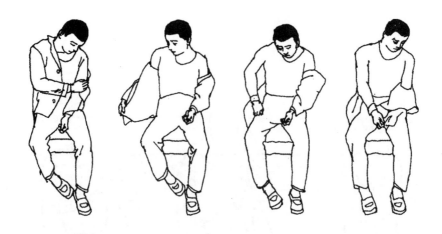

衣袖自肘部脱下。

（2）裤子的穿脱方法和步骤。

- 裤子的穿法1：患者取椅坐位，患侧下肢搭在健侧下肢上；用健手将裤腿穿过患侧下肢并拉至膝部；将另一侧裤腿穿过健侧下肢；起立，将裤子提至腰部，用健手系纽扣或挂钩。可在患足下铺防滑垫，以加强稳定性。穿裤子时，要求患者具有良好的立位平衡能力。

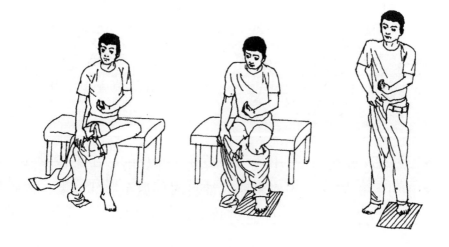

- 裤子的穿法2：患者取长坐位，用健手将裤腿自患侧下肢穿过并拉至膝部上方；健侧下肢自裤腿穿出；取仰卧位，用健手拉起裤子，双侧骨盆交替抬离床面，逐渐将裤子提至腰部，最后系纽扣、拉链。立位平衡能力较差的患者可采用此方法。

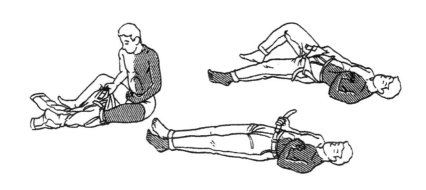

- 裤子的脱法：采取与穿法相反的动作步骤即可。

**（3）袜子、鞋的穿脱方法和体位。**

- 患者取坐位，患侧下肢搭在健侧下肢上；用健手穿鞋或袜子。
- 患者坐在床上或垫子上，将双下肢屈曲，用健手穿脱鞋袜。

应为患者选择宽松的服装，最好为前开式，也可将纽扣改成挂钩、拉锁或尼龙搭扣。穿、脱衣服训练最主要的目的在于找到适合患者的更衣操作程序。

## 4. 入浴

可根据患者的肢体功能以及个人习惯选择淋浴或盆浴。选择淋浴时，可使用特制的木制或塑料椅子，直接坐在椅子上淋浴。选择盆浴时，因患者出入浴缸时较困难，需要辅助，而且在墙壁上应安装固定扶手，便于患者使用；还应在浴缸的一头放一块结实的木板，患者坐于上面，再利用扶手支撑，将双下肢移入浴缸。

对洗澡用具应进行改制，可在普通刷子上安装一个长柄，便于患者清洗后背；或在毛巾（搓澡巾）的一头缝一个环，洗澡时将环套在患侧手腕上，用健手辅助清洗后背。

### 5. 转移和移乘

（1）从床转移至椅子。

● 患者坐于床边，椅子放在床旁。辅助者面对患者，以双膝抵住患者双膝，双手把住患者肩胛。患者前臂搭在辅助者肩上，在辅助者帮助下身体向前倾、重心移至脚上、臀部离开床面，然后以健脚为轴旋转身体，将臀部对准椅面坐下，整理好坐姿。

● 患者也可主动叉握双手，身体前伸，双手按住小凳以保证安全，由辅助者协助其从床上抬起臀部站起，转身坐到椅子上。

● 患者叉握双手，上身向前下伸，重心移到双脚上时，抬起臀部，顺势站起，再将重心放到健腿上，转身坐下。

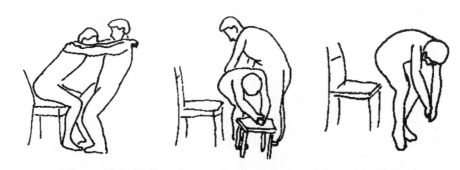

（2）**从床转移至轮椅上**：轮椅置于患者健侧，与床呈30°~45°角，刹好手刹。利用健侧上肢支撑站起后，以健侧下肢为轴旋转身体，臀部对准轮椅，最后待躯干充分前屈后再缓缓坐下。

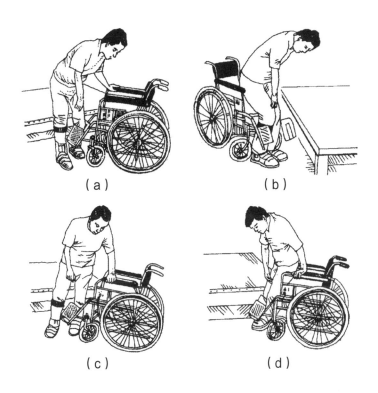

(a) （b） (c) (d)

（3）从轮椅转移至床上：以健侧接近床沿，轮椅与床成30°~45°角，刹好手刹，移开踏板。用健侧支撑起身体，健手扶住床面，以健足为轴转动身体，坐到床沿上。

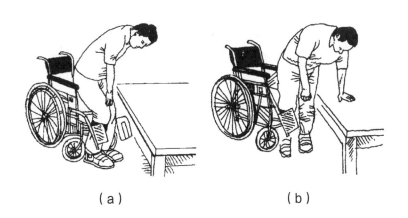

(a) （b）

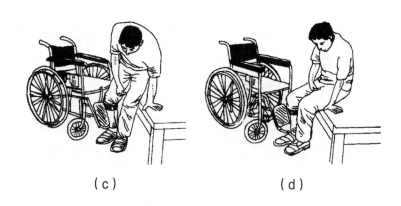

(c)　　　　　　　　(d)

（4）从轮椅转移至坐便器上：为安全起见，可在墙壁上或坐便器上安装扶手，卫生间应有足够的空间，具体方法可参照前项。

（5）轮椅驱动：偏瘫患者的轮椅一般为普通轮椅。驱动时，用健手转动手轮，用健足踏于地面，手脚协调地向前驱动轮椅。

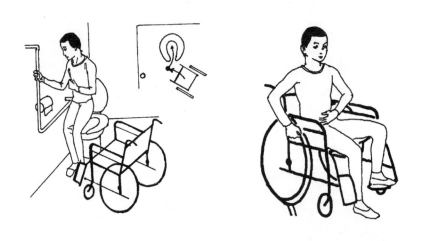

 ## 语言康复

研究表明，57%~69%的脑血管病患者伴有语言障碍，严重危害患者的身心健康，给患者及其家庭带来精神和经济上的压力，增加了社会负担。依据语言障碍的类型及严重程度,制订合理的训练计划,确定短期及长期康复目标,进行有针对性的康复训练,可以改善语言障碍患者的预后,提高其生活质量。

语言障碍是指个体利用语言(如口语、书面语及手势语等)进行交际活动过程中出现的言语功能障碍。语言障碍主要分为失语及构音异常。

## 失语症的康复治疗

失语症是指大脑言语功能区、补充区及其联系纤维的损伤,造成了口语和/或书面语的理解、表达过程的信号处理障碍,表现为获得性言语功能减退甚至丧失的一类言语障碍。其实质是语言和思维二者双向转译机制的崩溃和中断。

失语不只影响以听觉信号为基础的说听语言,也影响以视觉—运动符号为基础的符号语言,还可累及语言的更多方面,如句法、词汇、构词法。构词法是把音素合并成词素,即把个别语音合并成一个词的有意义的最小单位。失语不仅影响语言交流,也常影响决定、创造及运算能力,对患者的情感也有影响。

失语症治疗的训练方式主要有以下4种。

### 1. 个人训练

个人训练即一名治疗师对一名患者的一对一训练方式。优点是患者注意力集中,情绪稳定,刺激条件容易控制,训练课题针对性强,可以及时调整。缺点是患者的交流环境和对象局限且特定,不利于与现实生活的实际交流情景衔接。

## 2. 自主训练

自主训练可选择图片或文字卡片进行命名练习或书写练习，可利用录音机进行复述或听写等练习。如条件允许，可采用电脑语言训练系统，由语言治疗师进行评价和确定训练程序后，让患者利用电脑进行自主语言训练，也可在家庭训练中进行。自主训练适合于训练动机较强，有较好的自我判断、自我纠正及自我控制能力的患者。

## 3. 小组训练

小组训练的目的是逐步接近日常交流的真实情景，通过相互接触减少孤独感，学会将个人训练的成果在实际中有效地应用。治疗师可根据患者的不同情况编成小组，开展多项活动。

## 4. 家庭训练

语言治疗师将评价及制订的治疗计划介绍给患者家属，并通过观摩、阅读指导手册等方法教会家属掌握训练技术，逐渐过渡到回家进行训练。

**不同语言模式和不同病情程度的训练内容**

| 语言模式 | 程度 | 训练内容 |
| --- | --- | --- |
| 听理解 | 重度 | 单词（画文字）匹配、是/否反应 |
| | 中度 | 听短文是/否反应，正误判断，口头指令 |
| | 轻度 | 在中度基础上，语句更长，内容更复杂（新闻理解等） |
| 读理解 | 重度 | 画和文字的配合（日常物品、简单动作） |
| | 中度 | 情景画动作与句子，文字配合，简单的书写、命令、读短文，回答问题 |
| | 轻度 | |

续表

| 语言模式 | 程度 | 训练内容 |
|---|---|---|
| 说话 | 重度 | 长篇书写、命令的执行，读出长篇文章（故事）提问 |
| | 中度 | 复述（单音节单词、系列语、问候语）、称呼（日常常用词、动词、唤语、读单音节词） |
| | 轻度 | 复述（短文）、读音（短文）、称呼、动作描述（动词的表现、情景画、漫画说明） |
| 书写 | 重度 | 事物的描述，日常生活话题的交谈 |
| | 中度 | 姓名、听写（日常物品单词） |
| | 轻度 | 听写（单词-短文）书写说明 |
| 其他 | 计算 | 听写（长文章）描述性书写、日记<br>练习钱的计算，写字会话，写信查字典，利用趣味活动等均应按程度进行 |

# 构音障碍的康复治疗

构音障碍是由于发音器官肌力减弱或协调不良及肌张力改变所致的语言形成障碍。患者通常听觉理解正常并能正确选择词汇和按语法排列，但是在说话上，轻者发音、言语不清，重者完全不能讲话或丧失发声能力。

## 1. 治疗原则

治疗前详细评价言语障碍，可确定受损的功能、明确功能受损的水平、认真分析这些受损功能之间的关系，依据构音障碍的严重程度、损伤部位、范围和性质对预后作出判断、制订康复方案。根据构音器官和构音评定的结果决定治疗顺序和方法，首先是运动功能方面的训练，然后是在此基础上的构音和表达训练。在发音的顺序上应遵循由易到难的原则。

### 2. 全身松弛训练

痉挛型构音障碍的患者，咽喉肌群紧张，肢体肌肉张力增高，通过放松肢体的肌紧张可使咽喉部肌群也相应放松。治疗时，要求保持安静和松弛的气氛，通过一系列的运动达到松弛状态，取放松体位，闭目，精力集中于放松的部位。

### 3. 呼吸训练

呼吸是构音的动力，必须在声门下形成一定的压力才能产生理想的发声和构音。应调整坐姿，如果患者可以坐稳，应做到躯干要直、双肩水平、头保持正中位；如果患者呼气时间短且弱，可采取卧位，由治疗师帮助进行。这种训练也可以结合发声、发音一起训练。

### 4. 构音改善的训练

（1）下颌、舌、唇的训练：当口不能闭合时，可用手拍打患者下颌中央部位和颞颌关节附近的皮肤，促进口的闭合，防止下颌前伸。可利用下颌反射的方法帮助下颌上抬，逐步使双唇闭合；要训练唇的展开、闭合、前突、后缩运动，使患者由口唇运动障碍而致发音歪曲或置换成其他音的障碍得到改善；训练舌的前伸、后缩、上举和侧方运动等，轻症者可主动完成，重症者可利用压舌板和手法帮助完成以上动作；用冰块摩擦面部、口唇和舌，可促进口唇的闭合和舌的运动，1~2分/次，3~4次/天。

（2）发音的训练。

- **发音启动训练**：呼气时，嘴张圆发"h"音的口型，然后发"a"；按同样方法做发元音口型，如"s""u"；当喉紧张沙哑时，可做局部按摩和放松动作，也可让患者做打哈欠动作，可使声门完全打开、停止声带内收；深吸一口气，在呼吸时咳嗽，然后逐渐把咳嗽变为发元音。

- **持续发音**：让患者一口气尽可能长时间发元音，并由一口气发单元音逐渐过渡到发2~3个元音。

- **音量控制**：指导患者持续发"m"音；"m"音与"a""i""u"等元音一起发，逐渐缩短"m"音、延长元音；朗读声母为"m"的字、词、词组、造句；保持松弛体位，深吸气后数数1~20，音量尽量大。

- **音高控制**：可扩大音高范围，指导患者唱音阶；进行"滑移"训练，方法为发元音由低—中—高、高—中—低等滑动。

- **鼻音控制**：深吸气、鼓腮维持数秒，然后呼出；使用直径不同的麦秆放在嘴中吹气；练习发双唇音、舌后音等，如"ba""da""ga"；练习发摩擦音，如"fa""sa"等；唇、鼻音交替练习，如"ba""ma""mi""pai"等。

（3）**减慢言语速度**：轻至中度构音障碍的患者可能表现为绝大多数音可发，但发成歪曲音或韵律失常，此时可利用节拍器控制速度，由慢逐渐变快。患者随节拍器发音，可明显增加言语清晰度，节拍的速度根据患者的具体情况决定。

（4）**音辨训练**：患者对音的分辨能力对准确发音非常重要。要训练患者对音的分辨，首先要能分辨出错音，可通过口述或放录音，也可采取小组训练形式，由患者说一段话，让其他患者评议，最后由治疗师纠正，效果很好。

### 5. 克服气息音的训练

可用"推撑"方法促进声门闭合，避免气息音的产生；或用一个元音或双元音结合辅音和另一个元音发音，诱导产生词、词组和句子。

### 6. 韵律训练

由于运动障碍，很多患者的言语缺乏抑扬顿挫和重音变化，可用电子琴等乐器让患者随音的变化训练音调和音量，也可以用"可视语音训练器"来训练。对节律的训练，可以用节拍器设定不同的节律和速度，患者随节奏发音纠正节律。

 ## 吞咽康复

脑卒中后吞咽困难是指当支配吞咽运动的神经、肌肉及口腔、咽、喉等处病变时，可造成吞咽运动障碍，称为吞咽困难。脑卒中患者吞咽困难的特征是不能安全地把食团从口运送到胃而无误吸，也可包括吞咽的准备阶段困难，如咀嚼、舌运动的障碍。吞咽困难是脑卒中的一种并发症，到医院就诊的脑卒中患者中有45%发生吞咽困难。

有吞咽困难的清醒脑卒中患者，脑卒中后6个月内的死亡率约占33%，而无吞咽困难的清醒脑卒中患者6个月内的死亡率不足10%。脑卒中后吞咽困难直接导致：①误吸和支气管肺感染。大部分吞咽困难患者最早期的危险是将食物或分泌物误吸入支气管树，直接导致窒息和肺部感染；如果误吸反流的胃内容物，则会发生化学性肺炎；②脱水及营养不良。吸入性肺炎显著增加卒中死亡率，占卒中相关死亡的34%，是卒中后第一个月内死亡的第三大原因，并造成卒中后第一年20%的死亡率，以后每年的死亡率约为10%~15%。导致吸入性肺炎的首要原因就是脑卒中后吞咽困难。

## 吞咽困难的识别

观察患者的意识水平、喉部异常（如音质、喉部运动、咳嗽能力）以及非急性期入院患者的呼吸状态、营养状态。如果患者清醒，可以坐起或扶持坐起，给予 5 mL 水（一汤匙），观察饮水情况，如果没有咳嗽、音质改变、呼吸窘迫等异常，则给予 10 mL 水；如果仍无异常，给予 5 mL 泥状食物。如果上述观察均未发现异常，认为吞咽正常，可给予正常饮食；如果观察到以上任何异常，认为有吞咽困难。

## 吞咽功能训练

### 1. 舌肌训练

让患者舌做水平、后缩、侧方运动和舌背抬高运动，并用勺或压舌板给予阻力；或者用舌尖舔下唇后，转舔上唇、按压硬腭部等。如果不能做自主运动，可由医师用纱布轻轻持舌进行上下左右运动。当患者舌有一定运动功能时，治疗人员可指导患者将舌抵向颊后部，治疗人员用手指指其面颊某一部位，患者试用舌顶推，以增强舌肌力量。也可让患者伸舌于口外，治疗人员用吸管或压舌板刺激其舌尖部，并使其在口内外活动。还有舌控制法，即将舌尖放在门齿之间并做吞咽动作。

### 2. 运动练习方法，即咽收缩练习

目的在于改善咽闭合功能、提高咽的清理能力。其方法有加强唇颊肌抗阻力运动训练；吹吸动作或假声训练；发"h、a、w、k"音，最后的"k"加重发音，或修正的 Valsalva 动作（即"k"发音动作，并持续几秒），可明显激活上咽缩肌。这一方法的校度仍不清楚。

### 3. 喉上提训练

目的是改善喉入口的闭合能力，扩大咽部空间，增加食管上括约肌开放的被动牵张力。患者头前伸，使颏下肌伸展2~3秒，然后在颏下施加阻力，嘱患者低头、抬高舌背，即舌向上吸抵硬腭或做发辅音"g""k""ch"的发音训练；也可嘱患者发"哦—啊""咿—哦"的音，通过音调变化使喉部主动运动；或患者坐位时，治疗人员通过拇指和食指适当用力，引导患者的喉头部做向上前方的运动，完成后，嘱患者做咽下动作。

### 4. 面颊、唇等吞咽肌的功能训练

比如练习吹气、缩唇、微笑等动作来促进唇的运动、加强唇的力量。类似的方法可应用于下颌的功能改善。还可通过练习发音等张闭口动作促进口唇肌肉运动，比如发"a""yi""wu""f"等音。或者用指尖或冰块叩击唇周、短暂的肌肉牵拉和抗阻运动、按摩等，可由语言治疗师协助治疗。

吸吮训练也是一种有效的训练面颊肌的方法,可以令患者做咀嚼动作,用空咀嚼或嚼口香糖来训练咀嚼肌。

## 脑卒中患者应该如何进食

如果经口进食有高度误吸危险或不能摄入足够的营养,可给予人工营养。一般人工营养包括鼻胃管和经皮胃造瘘术。鼻胃管一般用于吞咽困难持续时间短的患者,使用几天后,患者的吞咽功能有望恢复到经口进食。对于需要胃肠营养时间较长的患者,建议行胃造瘘术,尤其是胃肠营养时间长达数周数月。权衡全面情况,某些病例可考虑早期造瘘。目前,国外应用胃造瘘术较多,但在国内可能还没有脑卒中后患者采用胃造瘘术的先例。

患者采用的吞咽康复计划或饮食改进和营养计划应当记录在病历中,在卒中小组会议上与卒中单元的所有医疗小组成员充分交流,同时也须征求患者本人及家属的意见,及时调整方案。最好请营养师计算患者液体和营养需要量,并定期监测脱水指标(如液体平衡表、血清电解质)及营养状态。医院膳食科应配合临床需要,作出满足患者要求的食物。

 ## 心理和认知康复

脑卒中属脑血管意外疾病的总称,它所引起的功能障碍除偏瘫、失语和认知障碍外,还有情绪情感障碍、行为障碍、躯体化不适主诉增多、社会适应不良和日常生活无规律性等心理问题。

## 情绪情感障碍

据资料报道,卒中可引起患者情绪情感障碍,发生率占脑卒中总发病人数的近一半。脑卒中患者的情绪情感障碍通常表现为3种:情绪情感性质的改变、情绪情感稳定性的改变、情绪情感协调性的改变。

### 1. 情绪情感性质的改变

脑卒中后大部分患者将不得不面对肢体残障的现实,情绪很容易表现为抑郁、焦虑、恐惧等严重心理异常,严重的可表现为类似于重度抑郁症。这种表现属情绪情感性质障碍。

(1)抑郁:又称情感低落,患者表现为忧愁、唉声叹气、心境苦闷,觉得自己日后生活灰暗;严重时悲观绝望,甚至出现自杀观念及行为。患者常伴有思维迟缓、动作减少、记忆力下降及一些生理功能的抑制;也可能很不善于语言表达或表现为退缩、淡漠。虽严重程度已达到抑郁症的诊断标准,但病程并不支持,所以只能诊断为抑郁状态。

(2)焦虑:可表现为顾虑重重、紧张恐惧,伴心悸、出汗、尿频、手抖等自主神经功能紊乱;反复地向医生询问病情进展及治疗情况、预后事项等,在获得医生必要解释的同时,也为了寻求某种心理上的保证。

(3)患者对自己的病情及相关事物表现紧张、害怕、提心吊胆,常伴自主神经功能紊乱;或不知自己的行为方向,无原因的失眠、易激惹、敌对、烦躁等。

### 2. 情绪情感稳定性的改变

(1)情感不稳定:患者情感反应易变化,易为小事激动。

（2）情感淡漠：患者对外界环境缺乏既往的敏锐反应，面部表情呆板。

### 3. 情绪情感协调性的改变

主要表现为脑卒中患者的情感失控，如患者在说话的同时哭泣，此时患者大多缺乏协调的内心体验。

脑卒中患者的情绪情感障碍严重程度与其残障有关，但与其他心理、社会因素也有关系。总之，脑卒中患者的情绪情感障碍表现各不相同，在某些患者身上还表现出一定的自限性。

## 认知障碍

认知是一种心理功能，包括内容和形式两方面。内容指认知活动所涉及的特殊事件；形式则指认知活动的内在结构。脑卒中患者易出现认知形式方面的障碍。

（1）**认知多维性减弱**：患者片面地认为自己因脑卒中而一切都完了，从主观上放弃各种努力，对周围环境缺少关心，知觉水平下降。在缺乏有关疾病转归的证据时，较易出现任意地推断自己将来不良的生活及处境。

（2）**认知相对性障碍**：不能一分为二地看待自己所患疾病，容易出现注意范围狭窄，自我中心、自我关注，片面极端地夸大或缩小自己对疾病的认识。

（3）**认知联想性增强**：联想性的增强易使患者受不良情绪的影响，导致患者过度引申对日后生活过多悲观的思虑，大多数患者对自己的认知有部分自知力，但仍可形成认知与情绪间的不健康循环，导致认知偏差后认知歪曲。

（4）**认知整合性障碍**：脑卒中患者的认知具有很强的情绪情感色彩，认知整合还受思维方式以及患者的理解、判断等心理过程的不连贯或不正确的影响，而出现认知歪曲、僵硬、刻板等。

## 脑卒中患者的心理治疗原则

（1）心理治疗应早期介入。

（2）在患者早期不能离床、不能接受标准心理治疗时，以支持性心理治疗为主。

（3）心理治疗过程中应尽量减少深挖患者潜意识的冲突，避免引起新的抑郁、焦虑情绪体验。

（4）治疗师的心理干预应努力配合其他医疗资源，充分加强对患者的人文关怀。如安排家中谁来探望，卧床患者谁来陪同，患者出院谁来接，患者出院日期的选择，患者的日常娱乐安排，患者住院环境安排、饮食安排等。

## 认知疗法

脑卒中患者认知疗法过程分为五个方面（以脑卒中后焦虑为例）。

（1）第一步，通过与患者交谈，让患者每天记录下心理问题严重出现前和发生时的习惯性想法，以确定不恰当的思维方式。

（2）第二步，通过提问使患者检查其不恰当思维的逻辑基础，如患者讲述在焦虑时最担心自己走不了路、做不了事，越想越烦，心慌意乱。

（3）第三步，引导患者换一种思考问题的方式，如新的解释可以是：你担心自己走不了路而使焦虑加重，心慌是焦虑的结果，这样反而使你不敢下地行走、信心不足。引导患者换一种思维方式，如鼓励患者放松心情，在他人协助下试一试，从站立到行走逐渐适应，相信会有所进步的。

（4）第四步，应注意脑卒中患者会认为自己是人们的注意中心，自己是脆弱的、无力的。治疗技术的应用应努力减少患者自我关注的程度。

（5）第五步，鼓励患者应用真实性检验，验证这些替代的新的解释结果如何。如鼓励患者最初在床上练习肢体肌力，逐渐过渡到床边正确的站立，进而发展到缓慢行走等，不断使新的认知得到强化和巩固。

## 康复伴随问题的处理

康复过程中常见的并发症有：第一类并发症是废用综合征，通俗地讲，就是不用的时候产生的并发症，像疼痛、挛缩、无力、萎缩等；第二类并发症是肩部的并发症，比如偏瘫时一侧会出现肩周病、肩周炎、肩关节脱位等；第三类并发症是下肢深静脉血栓。

### 1. 废用综合征

废用综合征主要包括肌肉、关节及骨质。首先，在肌肉方面会产生失用性的肌无力和失用性的肌萎缩，最简单的办法可以用皮尺量一下，两边粗细会不同。预防肌肉挛缩的首要办法就是主动锻炼，因为被动的训练是不能保证肌肉不萎缩的，只有主动的时候才会用力。因此，在医学上还有一个替代的办法，就是神经肌肉电刺激，这是在康复中非常常用的一个设备。其次，失用性关节的挛缩就是关节开始变形、变成了挛缩状态，预防关节挛缩的办法是在早期把所有的关节摆在功能位，在患者不能主动运动的时候，家属或患者用对侧的健肢来做关节的被动运动，或使用抑制痉挛的药物。最后，失用性的骨质疏松，预防骨质疏松要让患侧尽可能做负重运动，患侧负重时骨质血流会增加、运送钙会多，也可以适当地给患者吃一些高钙食物。

### 2. 肩部并发症

肩部的并发症主要包括肩关节的脱位和肩手综合征。

肩关节半脱位是指肩关节从关节窝里掉出来了，这是由于肩部肌肉无力、没有支撑的肌肉把关节拉回而导致的，表现为患者肩关节向下倾斜、肩胛骨的后边可以伸手进去。预防措施是防止肌肉萎缩，用固定肩关节的器具把关节固定。

肩手综合征表现为肩部和手部出现了问题，是指在恢复期瘫痪的一侧上肢突然肿胀并伴随半侧肢体同时疼痛，主动运动和被动运动受限。预防措施要防止腕关节的掌曲，可以用向心性压迫手指的方法压向掌心；还可以用十几摄氏度的冷水和 40 ℃ 的热水交替泡的方式，让外面收缩的血管消肿，克服疼痛，坚持锻炼。

### 3. 下肢深静脉血栓

下肢静脉血栓的鉴别有两个诊断标准：第一是肿胀，第二是颜色变暗。在众多预防和治疗措施中，有三个措施最重要：第一是活动，第二用弹力袜，第三用药物，也可以用抬高腿或按摩进行预防。

判断下肢静脉出现问题有两个标准:第一,肿胀,两条腿不一样粗;第二,一侧肢体颜色变暗、加深。但是其他疾病也会出现下肢肿胀,比如心衰、肾脏不好等,临床区分最简单的一个办法就是,其他肿胀一般是双侧同时肿、都是对称的,而典型的静脉血栓是不对称的肿胀。

出现症状后的处理:①让患者睡觉时抬高下肢,最少抬高30°,在腿上垫被子或枕头,抬高后,血流回流会比较顺畅;②使用弹力袜,医用弹力袜是由特殊纤维制成的,其张力非常强而且非常结实,依靠强大的弹力促使血液回流;③通过按摩肌肉来触动肌肉收缩,或皮下注射低分子肝素(不能注射到肌肉和静脉里)。如果效果仍不佳,还可以通过外科手术将血栓取出。

弹力袜使用方法:弹力袜24小时都要戴,如果患者觉得非常难受,可以在平卧时取下并让下肢抬高。除了瘫痪的患者下肢会出问题,下肢只要不动都会出现血栓,比如乘坐国际长途飞机,因此,下肢静脉血栓有一个专用名词叫"经济舱综合征"。现在西方有很多乘坐飞机10个小时以上的人会买弹力袜穿上,或者在上飞机之前注射一针肝素。

#  新型康复技术

## 机器人康复

随着科技的进步,康复医学也快速发展,出现了一批新的治疗思路和技术，其中最引人注目的便是机器人康复。2010年，《新英格兰医学杂志》刊登了脑卒中后长期上肢功能受损的机器人辅助治疗试验，用MIT-MANUS设备帮助慢性脑卒中患者做各种基本的肌肉训练。该随机试验显示，对于上肢残疾的脑卒中患者，与常规治疗和强化康复相比，机器人康复不能改善12周的功能恢复；在36周时，尽管不优于强化治疗，但优于常规治疗。该研究意味着康复新时代的到来，机器人有望成为居家康复的重要手段。

## 虚拟现实技术

虚拟现实技术是利用计算机生成一种模拟真实事物的虚拟环境（如行走、跑步、取物、绘图等），通过多种传感设备使用户"投入"到该环境中，实现用户与该环境直接进行自然交互的技术。在计算机模拟的虚拟环境中，用户会有身临其境之感，通过传感设备接受来自该环境的信号。目前应用较多的是头盔式，它能将观察景物的屏幕拉近到观察者眼前，大大扩展了观察者的视角，同时在头盔上安装立体声和一些控制装置，更增强了这种方式的沉浸感。通过虚拟现实技术模拟现实生活中的环境，在患者训练前、训练中和训练后对患者受损部位功能做一个客观评定，并能够实时地调整训练计划和训练强度。此外，还可以利用计算机的优势，让患者在家中进行康复训练，治疗师进行远程指导；并可同时对患者进行心理治疗，不断地给患者正确的心理暗示和鼓励，并配以优美的音乐和图像，增加训练乐趣，起到事半功倍的作用。

**总结**

脑卒中患者恢复的程度取决于两个因素：第一，病变的大小和部位，康复的基础是必须在周围有正常可以使用的脑组织，如果连脑组织都没有，是肯定不会康复的；第二，康复措施是否得当，康复地是不是尽早和正确。

有个顺口溜，我们一定要牢记：脑卒中发病有三高，治疗时机莫错过；康复训练很重要，正确诊断是前提；康复原则有四项，尽早、主动加治疗，自信、坚持别忘了。

# 第八章

# 脑卒中的二级预防和长期治疗

第八章　脑卒中的二级预防和长期治疗

目前，我国城乡脑卒中年发病率平均为200/10万，死亡率约为130/10万，患病率为400~700/10万。全国每年脑卒中新发病例约250万人。据国家卒中登记研究显示，到院脑卒中患者中30%属于脑卒中复发，1年脑卒中累计复发率为11%~13%。目前，我国的幸存脑卒中患者为600万~700万，而脑卒中的高复发率、高致残率和高死亡率让脑卒中二级预防工作成为目前的当务之急。

## 预防复发的基本原则

二级预防的对象包括已经发生脑卒中（包括脑梗死、脑出血、蛛网膜下腔出血）以及短暂性脑缺血发作的患者，预防复发的六项基本原则如下所述。

### 1. 控制好"三高"

高血压、糖尿病和高脂血症患者要注意保持健康的生活习惯，不要熬夜或过度疲劳，应坚持按时服药、定期门诊检查。

### 2. 积极、适度做锻炼

运动能提高人体抗氧化能力和免疫功能，有助于预防动脉粥样硬化、促进血液循环、改善脑供血。在冬季，老年人更要注意锻炼时的保暖，做到劳逸结合，以散步、打太极拳等项目为宜。

### 3. 管住嘴，常称重

要学会"聪明"吃饭，如避免进食含胆固醇高的猪肝、猪心、蟹黄、鸡蛋黄等食物，多吃含钾的土豆、香蕉，可以稳定情绪、保护脑血管。豆类、玉米、小麦、苹果、西红柿、海带以及多种绿色蔬菜都是含镁的"富矿",能显著降低脑卒中危害。

### 4. 限制酒精摄入

大量酒精进入体内,可产生过量的脂质过氧化物,造成动脉粥样硬化。需要提醒的是,高血压患者服用降压药后不能喝酒,因为饮酒可使血管扩张、增强药物的降压作用,容易引起突发性低血压,发生晕倒、跌伤等意外。

### 5. 不抽烟、不吸二手烟

吸烟会增加血液黏度和血小板聚集,易引起脑动脉硬化斑块处血栓堵塞。

### 6. 避免情绪激动

情绪突然激动可刺激交感神经兴奋,促使末梢动脉收缩、血压骤然升高,那些脑血管已有病理改变的患者很容易出现脑血管破裂,形成中风。

## 保持良好的生活方式

生活方式中的危险因素(吸烟、过度饮酒、疏于体育活动以及不良饮食习惯)和医学危险因素(高血压、糖尿病、高血脂、心肌梗死、心房纤颤和无症状的颈动脉疾病)同等重要。INTERSTROKE研究,即22个国家和地区卒中危险因素研究发现,在前5位的危险因素(高血压、当前吸烟、腹型肥胖、不良饮食习惯以及疏于体育锻炼)中,有4种和生活方式相关,上述5种危险因素总共贡献了80%的脑卒中事件（包括脑梗死和脑出血）。所以，在脑卒中的二级预防中，除了对医学危险因素进行干预，对生活方式中的危险因素进行干预也极为重要，可以最大限度地预防脑卒中复发。

**1. 戒烟**

吸烟是脑卒中独立的危险因素。长期吸烟会破坏动脉壁，使脑部动脉狭窄，减少血液的供氧，影响循环。日均吸烟20支以上的患者，其脑卒中风险较不吸烟人群高2~4倍。另外，被动吸烟也会增加卒中风险。每周处于被动吸烟环境中超过20小时的非吸烟人群的卒中发病风险较每周处于被动吸烟环境中不超过1小时的人群增加1.29倍。《2011年美国卒中二级预防指南》以及《中国缺血性脑卒中和短暂性脑缺血发作二级预防指南》均指出戒烟能降低脑卒中和短暂性脑缺血发作的风险（Ⅰ级推荐，C级证据）。尽管戒烟对预防脑卒中的复发非常有效，但患者的行为改变是非常困难的。更重要的是，一些吸烟的脑卒中患者并没有意识到继续吸烟会大大增加脑卒中复发的风险。如果吸烟行为已经导致了一次脑卒中的发生，那么必须马上戒烟，因为在所有不良生活方式中，吸烟是导致再次脑卒中发生的最大元凶。

**2. 控制体重**

人们对肥胖与脑卒中之间的关系知之甚少。体重指数［体重（kg）/身高$^2$（m$^2$）］是目前国际上常用的衡量人体胖瘦程度的一个标准。中国成人肥胖的标准是体重指数≥28。对肥胖与脑卒中关系的研究结果表明，体重指数的增加会增加脑梗死的发病风险，但体重指数对于脑出血的影响目前存在争议。另外，值得注意的是，上述提到的 INTERSTROKE 研究发现，腰臀比例较体重指数更能预示卒中风险。腰臀比是指腰围和臀围的比值，是判定腹型肥胖的重要指标。腰围取被测者髂前上棘和第十二肋下缘连线中点，水平位绕腹一周，皮尺应紧贴软组织，但不压迫，测量值精确到 0.1 cm。臀围为经臀部最隆起部位测得的身体水平周径。当男性腰臀比大于 0.9、女性腰臀比大于 0.8，可诊断为腹型肥胖。通俗地讲，四肢纤细但拥有啤酒肚者较全身肉滚滚的人发生脑卒中的危险性更大。

### 3. 体育锻炼

《2011 美国卒中二级预防指南》指出，短暂性脑缺血发作和脑梗死的患者每周应进行 1~3 次中等强度的锻炼、至少 30 分钟的充分锻炼，可使出汗及心率明显加快。所谓中等强度的锻炼，是指每周大于 4 小时的体育运动，比如快走、骑自行车以及低强度的庭院护理。

### 4. 调整饮食

大量的流行病学研究发现盐的摄入与脑卒中的发生明显相关。当前，世界卫生组织比较公认的是一天摄盐量不超过 6 g。实际上炒菜时放入 4 g 就足够，剩下的 2 g 在平时天然的饮食中隐藏着，不需要炒菜时放进去，也就是说，要把 6 g 盐一分为二，两项加在一起总量是 6 g。值得注意的是，美国心脏病协会对于每日摄盐量的建议是不超过 1.5 g。近期刚刚发表的北曼哈顿研究发现，每日摄盐 4 g 的人群发生脑卒中的风险是每日摄盐 1.5 g 人群的 2.59 倍（95% 可信区间为 1.7~5.28）；在摄盐 1.5 g 的基础上，每增加 0.5 g，脑卒中风险便增加 17%。

除了低盐饮食，健康饮食还要求低脂肪、低胆固醇。另外，还要多吃鲜枣、柚子、柑橘等富含维生素C的水果和新鲜的绿叶蔬菜，因为含维生素C的饮食有助于防止脑卒中发生，特别是在冬季。伴有头昏、眩晕、面颊经常充血发赤、局部有麻木感的高血压患者，要减少动物蛋白摄取量，可用含植物蛋白丰富的豆类制品代替一部分饮食。伴有心脑血管病的高血压患者，为了预防血块凝结、缓解脑动脉硬化症状，可常食黑木耳、银耳等。血脂、胆固醇过高者，最好用植物油代替动物脂肪烹调菜肴，选用玉米油、葵花籽油、花生油为好。不吃煎炸食品，食用油不宜反复煎炸后再用。

**5. 血压管理**

高血压是脑卒中和短暂性脑缺血发作的主要危险因素，无论收缩压还是舒张压升高，均与脑卒中或短暂性脑缺血发作的发生密切相关。最新发布的 AHA/ASA 2011 年版缺血性卒中/TIA 二级预防指南继续将高血压列在控制危险因素的首位。对于脑出血以及蛛网膜下腔出血等出血性卒中来说，高血压同样是其最重要的危险因素。《中国高血压防治指南》指出，血压与脑卒中发病危险呈对数线性关系，基线收缩压每增加 10 mmHg，脑卒中发病相对危险增加 49%；舒张压每增加 5 mmHg，脑卒中相对危险增加 46%。

降血压治疗在脑卒中二级预防中有着基石的地位。我国新近发布的《中国缺血性卒中和短暂性脑缺血发作二级预防指南》建议，在参考年龄、基础血压、平时用药、可耐受的情况下，降压目标一般应达到 140/90 mmHg 或以下，理想应达到 130/80 mmHg

或以下。降压治疗的前提是个体化。打个比方：对于一般的高血压患者，我们建议将降压目标值控制在 140/90 mmHg 以下；如果您同时伴有糖尿病，那么您的降压目标值应该控制在 130/80 mmHg 以下；但是，如果您伴有双侧颈动脉狭窄，或者医生将您诊断为低血流动力学性脑梗死（分水岭性脑梗死），那么您的血压便不能降得很低，因为在这种情况下如果将血压降得太低，反而会诱发新的脑梗死发生。这个时候，您就要听从医生的建议，由医生来对您的整体情况做一个评估，从而给您一个合适的血压达标值，以便您进行日常血压监控。

此外，一旦您被诊断为高血压，那么就需要终身坚持服药，切不可反复间断服药。以下几种误区要杜绝：①时服时停。血压一高吃几片，血压一降便停药。②无症状不服药。平时没有明显不适，偶尔测血压时发现血压增高，便吃上几片，吃了几天便忘记服药。③服用降压药后自觉头痛、头昏，便索性停药。④降压操之过急。在自测血压时一旦发现血压比平时高出很多，便自作主张加大药量，恨不得把血压马上降下来，这种做法是极其错误的。降压过猛，轻则会出现头晕不适，重则会诱发脑卒中再次发作。短期内降压幅度理论上不应超过原血压的 20%。另外，以上几种误区会导致血压反复波动、血压变异性增大，而血压变异性增大同样是脑卒中的重要危险因素。除此之外，还要重点关注清晨血压。因为人的血压在 24 小时内是处于波动状态的，清晨最高（即晨峰现象），白天较夜间血压高，因此，平时血压的控制并不代表 24 小时血压控制。有研究证实，诊室血压得到控制的患者中，约 60% 清晨血压并未得到控制。总之，降压的原则一定要牢记：长期达标，平缓达标，晨起和 24 小时达标。

##  血脂管理和他汀治疗

近年来,随着人们生活水平的提高,血脂异常发生率出现上升趋势,并且出现年轻化趋势。那么,何为血脂异常?2007《中国成人血脂异常防治指南》指出血脂正常范围为:甘油三酯(TG)<1.70 mmol/L(150 mg/dl);总胆固醇(TC)<5.18 mmol/L(200 mg/dl);低密度脂蛋白-胆固醇(LDL-C)<3.37 mmol/L(130 mg/dl);高密度脂蛋白-胆固醇(HDL-C)<1.04 mmol/L(40 mg/dl)。

要知道,上述标准是针对一般人群而定的。如果您是一个已经发生了缺血性脑卒中或短暂性脑缺血发作的患者,那么上述标准便不再适合您了。例如,如果把一个缺血性卒中或短暂性脑缺血发作患者的 LDL-C 水平只控制在 130 mg/dl 是不够的。AHA/ASA 2011 年版缺血性卒中/短暂性脑缺血发作二级预防指南指出:有动脉粥样硬化的缺血性脑卒中或 TIA 患者,如无冠心病史,将 LDL-C 降低 50% 或将目标 LDL-C 水平设定为 <70 mg/dL(1.8 mmol/L)以取得最大获益。这一证据来自 SPARCL 研究,该研究是第一个在脑卒中二级预防领域的降脂研究。该研究不光给出了缺血性脑卒中患者的血脂达标值,同样确立了他汀类药物在脑卒中二级预防中的核心地位。但是,目前对于他汀类药物的安全性仍然存在争议。如果您按照医嘱服用他汀类药物,在服用期间出现肌痛、肌无力或褐色尿等症状时,一定要及时就诊,检测磷酸肌酸激酶。如果发生或高度怀疑肌病,应立即停止他汀治疗。尽管 FDA 不良事件报告系统数据显示,每百万例服用他汀类药物的患者肌病发生只有 0.3~2.2 例、横纹肌溶解只有 0.3~13.5 例,但

对于服用他汀的老年患者，还是要警惕肌病的发生；同时还要监测肝脏的损害，在他汀类药物治疗开始后，应在4~8周内监测肝功能的动态变化，以后逐步改为每6~12个月复查1次。

那么，服用他汀类药物是否会增加脑出血的风险？这一问题目前也存在一定的争议。SPARCL研究结果提示，他汀类药物出血性卒中的发生率略有增加（干预组2.3%，对照组1.4%），但致死性出血的发生率并未增加，人群中无论心脏事件还是缺血性卒中事件的发生都明显减少，人群总体获益明显。其他大量的基于循证医学的随机对照试验结果也表明，他汀类药物并没有直接增加出血性卒中的风险。2006年4月，美国脂质学会他汀类药物安全性评估工作组明确指出：他汀类药物不会增加出血性脑卒中的风险。

## 血糖管理

目前，我国20岁以上成年人的糖尿病患病率为9.7%，而糖尿病前期的比例高达15.5%，相当于每4个成年人中就有1个高血糖状态者。我国的糖尿病人群以2型糖尿病为主，占90%以上，1型糖尿病仅占5%。糖尿病是脑血管疾病的重要危险因素，其发生脑卒中的风险显著高于一般人群。合并糖尿病的脑卒中患者较不合并糖尿病的脑卒中患者，1年预后明显较差。研究显示，并发高血糖的脑卒中患者发病后30天的病死率是血糖正常的脑卒中患者的3倍，致残的发生率是血糖正常者的1.4倍。另外，值得注意的是，糖尿病患者脑卒中发生后，院内感染的发生率显著高于非糖尿病患者。与血糖正常的脑卒中患者相比，同时合并糖代谢异常的脑卒中患者其脑卒中后神经功能恢复更慢、脑卒中复发率更高。

那么，脑卒中患者应该如何进行血糖管理呢？总的来说，脑卒中的血糖管理要遵循糖尿病治疗指南的一般原则。概括起来，分为脑卒中急性期血糖管理和脑卒中恢复期的血糖管理。至于急性期高血糖的处理，2010 年《缺血性卒中/短暂性脑缺血发作血糖管理的中国专家共识》指出，脑卒中急性期入院随机血糖＞10 mmol/L 时，应启动降糖治疗，推荐使用胰岛素治疗，使血糖控制在 8.310 mmol/L 以下。至于恢复期的血糖管理原则，概括起来为 REACH 原则，即 R——多重危险因素管理、E——早起筛查、A——全面血糖控制、C——合理配伍、H——预防低血糖。

##  抗血小板和抗凝治疗

抗血小板和抗凝治疗是缺血性脑卒中患者二级预防的基石所在。首先，我们要区分一个概念：什么是抗栓治疗，什么是抗血小板治疗，什么是抗凝治疗。简单地说，抗栓治疗就是抗血小板和抗凝治疗的统称；抗凝治疗是用抗凝剂来抑制血液凝固的控制方法，主要针对心源性脑卒中患者；而抗血小板治疗主要是抑制血小板功能，阻止血小板黏附、活化和聚集，延缓动脉粥样硬化进程，主要针对非心源性缺血性脑卒中患者。

抗凝药物主要有传统抗凝剂（华法林）以及新型抗凝剂（达比加群酯、利伐沙班和阿派沙班）。华法林是目前临床上最常用的进行脑卒中二级预防的抗凝剂，但其最致命的缺点是容易诱发出血,所以使用此药时一定要监测INR。但对患者来说,反复到医院检查INR给其增加了很多负担,而新型抗凝剂和华法林具有同等的预防缺血性脑卒中再发的疗效且无须进行INR监测,使用相对便捷,但其缺点是过于昂贵。

目前,临床上最常用的抗血小板药物是阿司匹林和氯吡格雷。值得一提的是,阿司匹林是目前最廉价、研究证据最明确、应用最广泛的抗血小板药物。氯吡咯雷是新一代的抗血小板药物,与阿司匹林相比,氯吡咯雷在预防血管性事件发生方面优于阿司匹林,但价格较贵。

# 二级预防和长期治疗的误区

目前,患者对于脑卒中的二级预防主要有五大误区。

## 误区一:脑血栓根本预防不了

脑血栓的特点有"四高",即高发病率、高复发率、高致残率、高死亡率。不少人对它的预防没有信心,从那些长年坚持吃素、运动却仍然遭遇脑梗的朋友的经历来看,所谓的预防似乎也没有用处。更有些老年朋友说,"我一直坚持吃阿司匹林,怎么还会导致脑卒中复发呢?"

实际上,大量国际临床研究显示,与脑血栓密切相关的是胆固醇水平。其中,LDL-C(低密度脂蛋白胆固醇,俗称"坏"胆固醇)升高,脑卒中风险就会增加;LDL-C每降低10%,脑血栓风险就降低 15.6%。在抗血小板治疗、降压等治疗基础上，降低 LDL-C 可以使患者有更多的获益。他汀类药物对心血管的保护作用十分出色，目前被认为是防治动脉粥样硬化的基石，在国内国际被广泛应用于临床。

目前，我国最具权威性的《他汀预防缺血性卒中 / TIA（短暂性脑缺血）中国专家建议》指出，对于伴有高血压、糖尿病、冠心病或代谢综合征等脑血栓危险因素的动脉粥样硬化人群，在低胆固醇膳食治疗的基础上联合他汀类药物治疗，可以显著降低脑梗风险。临床研究显示，阿托伐他汀可以使曾经有过脑卒中的患者的再发风险降低 16%。

## 误区二：定期输液稀释血液就能预防脑血栓

在我国北方患者中，秋冬季最突出的现象就是老年人排队到医院输液，有的还一次输 2 瓶，觉得这样能降低血液黏稠度，降低脑血栓、心梗风险。实际上，这个认识的危害是很大的。

首先，血黏度化验本身就缺少科学性，如今在很多大医院已经被废弃，拿血黏度作为脑血栓检测指标缺乏科学依据。

其次，预防脑血栓是一场持久战，它是动脉粥样硬化的一种表现，而定期输液只是突击行为。LDL-C（低密度脂蛋白胆固醇）在动脉血管内壁慢慢沉积形成动脉粥样硬化斑块，使血管变窄、被阻塞住。这些斑块正是一个个"不定时炸弹"，随时可能破裂，导致急性脑梗、心梗。"拆除炸弹"，需要控制动脉粥样硬化进程，与预防脑血栓和控制动脉粥样硬化进程密不可分，是一个长期过程。

## 误区三：严格素食、多运动就能预防脑血栓

不少人把胆固醇异常看作是多吃少动带来的"富贵病"，但胆固醇异常并不是一个简单的生活方式病。它虽然与饮食、运动有一定关系，但并不是仅依赖忌口、多运动就能解决。

在导致脑血栓的危险因素中，年龄、性别、家族史等危险因素不可改变。在可以改变的因素中，引起严重危害的主要是胆固醇异常，尤其是LDL-C过高。此外，同时患有高血压、糖尿病以及有吸烟习惯也是导致胆固醇沉积、诱发脑血栓的重要因素。

很多体重较轻的人与严格素食者以为自己绝不会发生血脂偏高、胆固醇异常问题，其实，只要有上述危险因素，都可能因此出现脑血栓。

## 误区四：体检化验单没有箭头就是正常

不少经历过小中风的患者常感到迷惑："我的体检化验单多年来一直都没有显示异常的箭头，为什么就出现脑血栓、心梗了呢？"

《中国成人血脂异常防治指南》明确指出，一般人群和已有冠心病或糖尿病等疾病，或者已经发生过脑血栓、心梗的患者，血脂治疗值和目标值与化验单上显示的正常值是不同的。他们的血脂目标值要求更严格，要低于血脂化验单上的参考值，即"坏"胆固醇LDL-C需低于80 mg/dL或2.1 mmol/L。

重点人群，即40岁以上男性、绝经女性、肥胖、有黄色瘤、有血脂异常及心脑血管病家族史人群的胆固醇指标也不能仅仅参

考化验单上的"不高于 3 mmol/L"这一指标。在有条件的情况下,此类人群应每年检测一次血脂。

## 误区五:保健品或中药可以软化血管、预防脑血栓

现在民间采用保健品和中药降低胆固醇、预防脑血栓等心脑血管疾病的做法非常普遍。但保健品的作用不明确,中药作为治疗高脂血症辅助用药虽具有一定疗效,但仍缺乏明确的临床研究依据。因此,保健品或中药是无法取代药物治疗的。

# 第九章

# 老年脑卒中的外科干预

# 江 涛

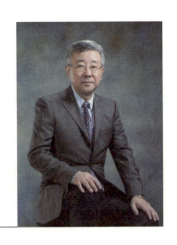

教授，北京市神经外科研究所所长，首都医科大学附属北京天坛医院神经外科学中心主任，首都医科大学神经外科学院副院长，国家神经系统疾病中心脑胶质瘤医疗质控专家组组长。中国医师协会以及中国抗癌协会脑胶质瘤专业委员会首任主委，中国神经科学学会神经肿瘤分会主委，欧美同学会医师协会神经肿瘤分会主委，亚洲脑胶质瘤基因组图谱计划主席，全球最大脑胶质瘤临床试验项目（GBM-AGILE）执行委员。《神经疾病与精神卫生杂志》主编，《中国临床实用医学》副主编，*Cancer Biology & Medicine* 副主编。长期从事脑肿瘤的基础及临床研究。主持国家重点研发计划和科技部重大专项，建立了中国/亚洲脑胶质瘤基因组学数据平台（CGGA/AGGA）。至 2022 年 1 月，以第一或通讯作者发表 SCI 论文 199 篇，是神经外科领域首位在 *Cell* 发表研究论著的中国专家，在行业内顶级杂志 *Neuro-Oncology* 发表论文 11 篇；解决重大关键问题或取得创新性成果 3 项，以第一完成人获国家科学技术进步奖二等奖 1 项、省部级一等奖

2项，成果入选2018年度"中国生命科学十大进展"。个人荣获第十四届光华工程科技奖、北京市先进工作者（劳动模范），入选2019年度北京学者、北京市"高创计划"领军人才。他领衔的脑胶质瘤精准诊疗团队2020年获评北京市工人先锋号。

##  老年脑卒中的外科干预都有哪些方法

长期以来,脑卒中的治疗多以内科药物治疗为主。近年来,脑研究的深入、先进技术应用于临床、新型材料的使用等因素带动脑卒中的外科治疗向着微创方向不断发展,改变了既往外科治疗在功能保护和提高患者生活质量方面不优于内科药物治疗的局面。神经内镜手术、机器人手术、血管内治疗和脑卒中外科康复等微创脑卒中外科治疗的迅猛发展对于老年脑卒中患者更是有着特别的意义。目前,缺血性脑卒中和出血性脑卒中均可通过外科干预获得较好的治疗效果,出血性脑卒中的治疗效果更为突出。

##  自发性脑出血的分类

自发性脑出血是发病率最高的出血性卒中疾病,主要病因包括高血压性脑出血、脑动脉淀粉样变性出血和抗栓药物相关脑出血,其中以高血压性脑出血最为常见。

高血压性脑出血常发生于50~70岁人群,男性略多于女性,冬春等寒冷季节易发,因此,高血压人群要特别注意"春捂"而不"秋冻"。高血压病常导致脑小动脉管壁发生变性,局灶性出血、缺血和坏死,导致脑血管结构破坏。当患者因情绪激动、过度脑力与体力劳动或其他因素引起血压剧烈升高时,便容易导致病变脑血管破裂出血。出血部位以基底节、丘脑和脑干最为常见,以上结构是人体完成基本生命活动的基础,因此,高血压性脑出血造成的损害往往十分严重。

脑动脉淀粉样变性出血则是由于淀粉样蛋白沉积于大脑皮层的中、小动脉管壁内,导致血管脆性增加,从而破裂出血。出血多发生于脑叶浅表,可出现多灶性出血。需要注意的是,尽管脑动脉淀粉样变性出血不直接影响生命中枢活动,但其进行性加重的占位效应同样会造成严重的神经功能损害,甚至危及生命。

至于抗栓药物相关脑出血,由于抗栓药物在老龄人口中使用相对普遍且其治疗相对复杂,后文将就相关问题做专门介绍。

 **自发性脑出血的手术治疗适应证**

当前,自发性脑出血手术治疗的主要目的不仅是挽救生命,更应减少神经功能损害和提高患者生活质量。

微创手术方式的应用分为以下几类:

(1)当发生幕上脑内出血、血肿量为 20~30 mL、中轻度昏迷时,可进行内镜下血肿清除术和立体定向血肿碎吸术,也可选择开颅手术清除血肿,但微创手术能够改善患者的神经功能结局。

(2)当发生幕上脑内出血时,如患者状况进行性恶化(包括血肿进行性增大、意识状态进行性降低),可行开颅显微镜下清除血肿,以挽救生命。

(3)当发生幕下脑内出血时,神经功能进行性恶化或小脑血肿量 ≥ 15 mL,应考虑行开颅显微镜下清除血肿。

(4)当发生脑出血或脑室出血时,行脑室穿刺引流术,可以降低病死率,同时应考虑感染风险。

（5）当患者昏迷且脑室内血肿或脑内血肿＜30 mL时，使用内镜下脑室内血肿清除术和脑室穿刺引流术配合纤溶治疗，可较单纯脑室穿刺外引流术进一步降低病死率。

##  自发性脑出血的外科治疗技术

既往国内外自发性脑出血治疗指南中均提示，对于大多数自发性脑出血，外科治疗疗效并不优于内科药物治疗。然而，随着神经内镜、立体定向手术、机器人手术在临床上的应用和普及，上述观念正在发生改变。脑出血的外科治疗目标已不再仅限于降低死亡率，而是强调避免医源性损伤造成的神经功能损伤。

##  抗栓药物相关脑出血的分类

随着人们健康意识的提高和社会健康科普的开展，在老龄人口中，预防心、脑缺血性血管病的抗血小板药物、抗凝药物等抗栓药物的使用逐渐普及。在预防缺血性血管病发生的同时，抗栓药物引起或伴发相应的脑出血发病率呈上升趋势。不同于常规脑出血，抗栓药物相关脑出血的治疗较为复杂，一方面需按照脑出血治疗的相关指征把握外科的治疗方式和时机；另一方面需要在外科治疗的全过程中，应对脑出血与原发缺血性疾病对凝血功能的不同要求，在出血风险与缺血风险之间找到平衡点。

##  抗血小板药物相关脑出血的特点及外科治疗

不同类型的抗血小板药物通过阻断血小板活化、聚集的不同环节，起到降低血小板功能的作用。研究发现，接受抗血小板治疗的患者，脑出血时的死亡率增加27%。

当抗血小板药物相关脑出血情况符合手术适应证时（参见"自发性脑出血的手术治疗适应证"部分），可通过静脉输入血小板来纠正血小板功能。在血小板功能恢复后，可进行开颅手术以清除血肿。

##  抗凝药物相关脑出血的特点及外科治疗

抗凝药物是通过干扰机体生理性凝血过程的某些环节而阻止血液凝固的药物，主要用于防止血栓形成或已形成血栓的进一步发展。抗凝药物相关脑出血通常与其血药浓度绝对或相对过高有关。

##  动脉瘤性蛛网膜下腔出血的特点与危险因素

动脉瘤性蛛网膜下腔出血是指因颅内动脉瘤破裂发生的蛛网膜下腔出血，是出血性卒中的重要组成部分，约占急性脑卒中的10%。颅内动脉瘤是指颅内动脉壁的局限性、病理性扩张，具有破裂风险。动脉瘤破裂后，血液进入蛛网膜下腔引起严重的急性神经功能障碍，并引发迟发性脑缺血、脑积水等并发症。世界卫生组织调查显示，动脉瘤性蛛网膜下腔出血多发生于50岁以上年龄组，发病率随年龄增长而增加。

与颅内动脉瘤破裂相关的危险因素主要包括动脉瘤≥5 mm、形状不规则、存在子瘤、有吸烟史和高血压。动脉瘤性蛛网膜下腔出血在发病前多有明显诱因，如剧烈运动、情绪激动、用力、排便、咳嗽、饮酒等；少数可在安静情况下发病。约1/3患者在动脉瘤破裂前数日或数周有头痛、恶心、呕吐等症状。

## 动脉瘤性蛛网膜下腔出血的外科治疗技术与适应证

动脉瘤性蛛网膜下腔出血的患者应尽早接受外科治疗，消灭破裂的动脉瘤，降低其再次破裂出血的风险。破裂的动脉瘤早期发生再破裂的风险高，应尽早予以消灭。

对治疗破裂动脉瘤的相关技术和适应证的治疗方式包括：血管内介入治疗、开颅手术治疗、复合手术等。

## 缺血性脑卒中的外科治疗概述

既往缺血性脑卒中的治疗方法主要是药物治疗，随着患者精准的筛选、材料的改进、流程的完善，缺血性脑卒中的外科治疗日益普遍，疗效逐渐提高。缺血性脑卒中治疗的关键在于尽早开通阻塞血管，挽救缺血半暗带。缺血性脑卒中的外科治疗要考虑病变血管的位置（颅外/颅内）、病变的性质（阻塞/狭窄）以及起病情况（急性/非急性）以制定治疗策略。

#  急性颅内外大动脉闭塞导致的急性缺血性脑卒中的治疗

主要考虑血管内治疗和开颅手术治疗。

## 血管内治疗

急性缺血性脑卒中治疗的关键在于尽早开通阻塞血管，挽救缺血半暗带。目前被证实的有效的急性缺血性脑卒中早期血管再通的治疗方法主要是静脉溶栓。急性缺血性脑卒中发病4.5小时内静脉溶栓有明确获益。

常用的血管内治疗技术包括支架取栓技术、血栓抽吸技术、动脉溶栓技术、急性期血管成形术及支架植入术。

## 开颅手术治疗

急性缺血性脑卒中患者出现脑疝早期及脑疝征象；内科治疗后，患者神经功能进行性恶化，或表现大脑半球大面积梗死和小脑大面积脑梗死等，早期去骨瓣减压术可通过缓解脑水肿的占位效应，改善半暗带灌注，从而将大脑半球大面积脑梗死患者的病死率从 78% 降至 29%，且神经功能预后良好概率提高 1 倍以上。

对于出现双瞳散大固定、自主呼吸消失等脑死亡表现或同时合并不可纠正的凝血功能障碍的大面积脑梗死患者，则已不适于进行手术治疗，但对于接受静脉溶栓或血管内治疗的患者则不应作为大面积脑梗死后外科治疗的禁忌证。

关于大面积脑梗死外科干预的最佳时机，目前仍无定论。多项临床试验表明，在 48 小时内对大面积脑梗死患者进行外科减压，可有效降低病死率并改善功能预后；尤其值得注意的是，患者出现脑疝征象后再行减压手术，将会增加不良预后的风险。欧洲卒中组织及美国卒中协会关于大面积脑梗死的指南及共识均明确提出大面积脑梗死患者应在发病 48 小时内行去骨瓣减压术，而并不强调等到脑疝发生后再行手术减压。

##  什么是非急性颅内动脉狭窄导致的脑卒中

颅内动脉粥样硬化性狭窄是导致缺血性脑卒中的重要原因之一，此病在不同人种之间的发病率差异明显，其中，亚裔人群中颅内动脉粥样硬化性卒中患者占 30%~54%，北美人群中仅有 8%~10%。2014 年中国症状性颅内大动脉狭窄研究结果显示，中国缺血性卒中或短暂性脑缺血发作患者中有颅内大动脉病变（狭窄 ≥ 50%）的患者比例高达 46.6%。症状性颅内动脉粥样硬化性狭窄的狭窄率 ≥ 70% 的患者责任动脉供血区一年卒中复发率高达23%，而狭窄率＜70%的患者其同侧卒中发生率则明显降低（＜10%）。

颅内动脉粥样硬化性狭窄的危险因素包括高血压、脂蛋白代谢紊乱、糖尿病等。颅内动脉粥样硬化性狭窄的传统治疗为抗血小板药物治疗联合危险因素控制，但既往研究发现，对于严重颅内动脉粥样硬化性狭窄患者，尽管进行最优药物治疗，但复发卒中的风险仍较高。随着神经介入技术的广泛开展，血管内治疗逐渐成为症状性颅内动脉粥样硬化性狭窄的治疗手段之一，主要有球囊血管成形术、球囊扩张式支架置入术、自膨式支架置入术，应根据患者的具体病变及路径特点选择合适的血管内治疗方式。对于内科药物治疗控制不佳的患者，经严格的术前评估筛选出能够通过手术获益的患者非常重要，术前评估内容包括患者临床状况、手术时机、缺血性卒中病因分型、血管情况（狭窄率、位置、长度、形态、成角、斑块性质、钙化分级、血流分级、路径、远端导丝着陆区、病变与分支关系、合并其他血管病变等）、脑侧支循环、脑血管储备能力等。近年来有临床研究在术前应用结构影像学和功能影像学方法充分评估脑侧支循环，筛选因血流动力学障碍引起缺血症状发作的患者，认为他们可能最适合血管内治疗。

对于血管内治疗的时机，长期随访发现早期血管内治疗干预（发病2周内）颅内动脉粥样硬化性狭窄卒中患者的缺血性卒中、短暂性脑缺血发作、出血性卒中和死亡的总发生率显著高于发病2周后至42天进行支架置入的卒中患者。国内多项前瞻性、多中心研究均建议，最近一次脑梗死距离血管内干预的时间间隔＞3周，但最佳干预时机仍未确定。

##  什么是非急性颅外大动脉狭窄脑卒中

在颅外脑动脉狭窄的患者中，有25%~40%发生在椎动脉颅外段，其最常见的病因是动脉粥样硬化，其他病因包括血管炎（大动脉炎、巨细胞动脉炎以及其他炎性血管疾病）、先天性畸形、纤维肌性发育不良、神经纤维瘤病、放射线损伤、血栓形成或栓塞以及机械性原因（胸廓出口综合征、外伤、主动脉夹层等），危险因素包括年龄＞40岁、高血压、糖尿病、高脂血症、吸烟。

症状性椎动脉开口狭窄有多种治疗方案可供选择，单用抗血小板聚集药物行二级预防作为目前最主要的治疗方案，其卒中发病率仍高达15%。因此，对于粥样硬化性狭窄程度≥70%，给予药物治疗后仍出现缺血事件的患者，建议血运重建；而对于无症状患者，是否进行血运重建尚存在较大争议。

血运重建主要包括外科手术和经皮腔内介入治疗。

颅外颈动脉狭窄占所有缺血性卒中的7%~10%。常见病因有动脉粥样性硬化（约90%以上）、慢性炎症性动脉炎（Takayasu动脉炎、巨细胞动脉炎、放射性动脉炎）、颈动脉夹层动脉瘤、颈动脉内膜纤维肌性发育不良、颈动脉血栓闭塞性脉管炎、外伤性颈动脉狭窄、医源性颈动脉狭窄等；危险因素包括高血压、吸烟、糖尿病和高脂血症等。在18个月的内科药物治疗期间，狭窄程度为70%~79%的患者卒中风险为19%，狭窄程度为80%~99%的患者卒中风险为33%，而完全闭塞患者的卒中风险下降。对于无症状患者和颈动脉狭窄程度≥75%的患者，其累积年卒中风险约为5%。

颈动脉狭窄的有创治疗包括颈动脉内膜切除术和颈动脉支架成形术，应根据患者的自身疾病情况，结合循证医学证据选择合理的治疗方式。但两种手术均不推荐应用于因卒中导致严重后遗症的患者。

## 什么是非急性颅内大动脉闭塞脑卒中

在亚裔卒中/短暂性脑缺血发作患者中，颅内大动脉闭塞的发生率高达34.5%，好发部位依次为大脑中动脉、颈动脉颅内段、基底动脉以及椎动脉颅内段。远端低灌注是导致动脉粥样硬化性颅内大动脉慢性闭塞病变卒中复发的主要机制，因此，改善远端低灌注是预防颅内大动脉狭窄/闭塞患者卒中复发的重要措施。目前，主要以强化药物治疗联合脑血管病危险因素控制为基础治疗措施。然而，即使经过系统的内科治疗，颅内大动脉闭塞患者一年的内卒中/短暂性脑缺血发作复发风险仍高达7.27%，因此，对于药物治疗效果不佳的患者，应在有经验的医疗机构经过严格评估和筛选后，接受手术和（或）血管内治疗。

## 什么是心源性缺血性脑卒中

心源性缺血性脑卒中即心源性栓塞性脑卒中，简称心源性卒中，是指来自心脏和主动脉弓的栓子通过循环导致脑动脉栓塞，进而引起相应脑功能障碍的临床综合征，约占缺血性卒中的25%。

与其他病因所致的缺血性卒中相比，心源性卒中的病因更复杂、病情程度相对更重、预后更差、复发率更高。心源性卒中多存在明确的心脏疾病或危险因素，包括心房颤动、卵圆孔未闭、风湿性瓣膜病、感染性心内膜炎、机械心脏瓣膜、心脏肿瘤等。其中，由心房颤动所致的心源性卒中性约占70%。

##  脑心共患病的概念及认识现状

脑心共患疾病是指一组同时累及脑血管与心血管的相关疾病，具有相似的危险因素和病理生理改变，疾病演变过程高度相关。随着我国逐渐进入老龄化社会，慢病群体已呈爆发性增长态势，心脑血管疾病的患病人数日益增多。心、脑血管存在共同或相关的病理状态成为一种常态，给临床治疗造成较大挑战。

脑心共患病涵盖两类疾病共患情况。一类是具有共同致病因素、病理生理过程和发病危险因素的脑心共患疾病属同源性疾病，以心、脑动脉粥样硬化为代表。这类疾病与脂代谢异常、高血压、糖尿病、吸烟、遗传、肥胖症等高危因素相关。另一类是发病过程高度相关甚至互为因果的心脑血管共患疾病，包括诱发脑卒中的心血管疾病和导致心功能异常的脑血管疾病。前者包括以心房纤颤为代表的心脏电生理性疾病、以卵圆孔未闭为代表的心脏结构性疾病和以风湿性二尖瓣狭窄为代表的心脏瓣膜疾病。后者则以脑心综合征的一系列疾病为代表，如脑出血、蛛网膜下腔出血后的心律失常、急性冠脉综合征等。

当前，随着临床和基础研究的进展，针对心脑血管单一疾病的认识已较为深入。不同临床研究团队对相关疾病的流行病学、自然史、危险因素、临床治疗策略等进行了深入研究。不同基础研究团队也从病理生理、多组学等方面对疾病的发病机制、生物标志物等进行了深入探索。然而，对于单一疾病的深入了解并不能解决脑心共患病治疗的困境。

##  脑心共患病的防治

脑心共患病的防治依托"五同"工作体系，即"脑心同治、脑心同研、脑心同防、脑心同康、中西医同用"，通过制定临床诊疗指南和技术规范，准确剖析脑心共患重大疾病的病理机制及其病理关联性，并制定准确、高效的早期诊断和治疗策略，更有效地减缓甚至阻止重大疾病的进程。以"治未病"为突破口，通过"早期筛查及综合干预"这一体系化手段，实现潜在风险人群的趋势诊断、日常干预，切实提升心脑血管共患疾病的统筹防治能力，提升这一领域的诊疗效果和效率，降低病死率，降低医疗成本，减轻群众就医负担，开拓跨学科临床实践和科研探索的新道路。

（1）脑心共患疾病"同防"。心脑血管共患疾病有共同的危险因素，无论是一级预防还是二级预防，心脑血管共患疾病的一、二级预防措施基本相同，积极开展心脑血管共患疾病预防全民教育对脑心同治更为有效。应建立心脑血管疾病风险人群及已患病人群的查、治、管一体化医疗新模式，建立心脑血管共患疾病联合预防机制，实施心脑血管共患疾病联合防控策略和措施；开展心脑血管共患疾病高危人群筛查和干预。此处，要为体检和健康管理机构提供心脑血管疾病致病风险因素的筛查、患病风险评估的技术指导，以提高体检机构对冠心病、心律失常、脑动脉瘤、脑动脉狭窄等常见心脑血管共患疾病的筛查，筛查结果由专科医师指导处理。

（2）脑心共患疾病"同研"。脑、心血管同属于循环系统，两者在宏观结构上相连相通，在微观构成上相近。高血压、糖尿病和动脉粥样硬化是心、脑血管性疾病的共同病理变化基础，是心脑血管共患疾病的主要病因。心脑血管共患疾病开展"同研"，要求心、脑临床专科的医师与基础研究团队联合，依托专家和医院网络建立大规模数据平台，开展心脑血管共患疾病重点领域的高质量临床研究，加强具有产业化前景的产品和创新药物研发。

（3）脑心共患疾病"同治"。心脑血管共患疾病"同治"的基础是疾病解剖结构相通、病理生理改变相近、疾病过程高度相关。不同共患情况适用的"同治"策略不同，可概括为"脑病心治""心病脑治""脑心同治"。"脑病心治"与"心病脑治"主要治疗疾病过程相关的心脑血管疾病，如心源性卒中、神经源性心脏病等，通过积极治疗原发病，预防继发的心、脑器官损害；"脑心同治"主要治疗病理生理过程和危险因素相似的疾病，如心、脑血管的动脉粥样硬化，以共同的危险因素和发病机制为切入点预防疾病发生、延缓疾病进展。

（4）脑心共患疾病"同康"。建立心脑血管共患疾病的三级康复网络与信息管理平台，借助互联网+平台，实现统一的标准化评价体系和质量控制体系；强化康复服务，实施早期介入、分阶段康复的全程管理；开展心脑同康新技术研究和脑心同康评估与监测方法研究。

（5）脑心共患疾病中西医"同用"。发挥中医治未病优势，在心脑血管共患疾病的预防和早诊早治方面发挥作用。开展中西医（药）联合诊疗心脑血管共患疾病，提高诊疗水平，降低心脑血管共患疾病的致死率、致残率。

##  脑卒中患者的外科康复治疗及相关研究进展

　　脑卒中患者的传统康复治疗方式主要包括物理治疗和药物治疗。随着神经调控、再生医学、脑网络研究的发展深入，康复治疗相关的外科手段逐渐丰富。外科方法的康复治疗能够达到传统康复治疗难以达到的效果。以下是当前具有循证医学证据支持的脑卒中外科治疗康复手段。

　　（1）颈7神经交叉移位术。颈7神经交叉移位术是利用健侧颈神经根移位并与患侧吻合，治疗脑卒中、脑瘫后上肢痉挛性偏瘫的新技术。

　　（2）间充质干细胞移植。脑卒中所伴随的脑组织损伤及炎症反应往往是导致神经功能障碍的原因，因此，脑卒中后采取积极手段促进组织修复及控制炎症反应成为一种良好的干预手段。

　　（3）迷走神经电刺激辅助改善脑卒中后运动功能障碍。近年来，神经调制技术治疗脑卒中后遗运动障碍受到了越来越多的关注。迷走神经电刺激作为新型神经调制治疗技术，能够通过刺激迷走神经，将冲动传入中枢后产生相应的神经活动，从而达到康复治疗目的。

# 致　谢

**刘丽萍**，主任医师、教授、博士生导师，首都医科大学附属北京天坛医院神经病学中心副主任、神经重症医学科主任。兼任中国卒中学会理事会常务理事、重症脑血管病分会主任委员，中华医学会神经病学分会神经重症协作组副组长，中国医师协会神经内科分会神经重症专业委员会委员，美国神经危重症学会专家委员会委员，世界卒中组织及欧洲卒中组织专家委员会委员等职。主要研究方向为脑血管病急救及神经危重症。

**李子孝**，主任医师、教授、博士生导师，首都医科大学附属北京天坛医院神经病学中心副主任，首都医科大学卒中精准诊疗与研究中心副主任，北京市脑科学与类脑研究中心兼聘北脑学者，国家神经系统疾病医疗质量控制中心办公室主任，国家神经系统疾病临床医学研究中心质量研究部负责人。兼任中国卒中学会医疗质量管理与促进分会第二届委员会主任委员，中华医学会神经病学分会脑血管病学组委员。

**图书在版编目（CIP）数据**

科学健康 . 脑卒中 / 中国科学技术协会，中国老科学技术工作者协会，国家卫生健康委员会组织编写 . -- 北京：科学普及出版社，2022.9

ISBN 978-7-110-10500-9

Ⅰ.①科… Ⅱ.①中… ②中… ③国… Ⅲ.①保健－普及读物②脑血管疾病－防治－普及读物 Ⅳ.①R161-49 ② R743-49

中国版本图书馆 CIP 数据核字（2022）第 151022 号